助您好孕
——帮您生个胖娃娃

吕玉珍　主编

河南科学技术出版社
· 郑 州 ·

内容提要

　　不孕不育是目前困扰生育期夫妻的难题，也是妇幼机构面对的共同问题。本书设计了不孕不育最关键的 300 个问题，分为女性不孕篇、男性不育篇、辅助生殖技术篇、实验室篇、护理咨询篇，内容通俗易懂，配有彩色插图，方便读者阅读参考。

图书在版编目（CIP）数据

　　助您好孕：帮您生个胖娃娃 / 吕玉珍主编 . —郑州：河南科学技术出版社，2021.1

　　ISBN 978-7-5725-0210-1

　　Ⅰ. ①助…　Ⅱ. ①吕…　Ⅲ. ①妊娠期—妇幼保健—基本知识　Ⅳ. ① R715.3

　　中国版本图书馆 CIP 数据核字（2020）第 225481 号

出版发行：河南科学技术出版社
　　　　　地址：郑州市郑东新区祥盛街27号　邮编：450016
　　　　　电话：（0371）65788613　65788629
　　　　　网址：www.hnstp.cn
策划编辑：李喜婷
责任编辑：郭亚婷
责任校对：邓　为
封面设计：中文天地
责任印制：朱　飞
印　　刷：河南博雅彩印有限公司
经　　销：全国新华书店
开　　本：720 mm×1020 mm　1/16　　印张：12　字数：160 千字
版　　次：2021年1月第1版　　　　　2021年1月第1次印刷
定　　价：55.00 元

本书编写人员名单

主　编　吕玉珍

副主编　朱光丽　赵　芳　王　娟
　　　　董建军　李　婷

编　委（按姓氏笔画排序）
　　　　马宇洁　王　玮　石占荣
　　　　田可可　刘祎琳　闫　虹
　　　　杜　威　邱承倩　宋　娜
　　　　张玉婷　张艳萍

开篇语

孕育爱情结晶的土壤称为"母爱"。世界上唯有母爱最纯真、最圣洁、最无私、最高尚、最伟大！因为她用自己的奉献造就人类美好、幸福的家园，在赢得伟大、高尚的同时，也承受着孕育爱情结晶带来的压力和磨难。

第一胎很顺利，为什么二胎就怀不上呢？

卵巢早衰和熬夜有关系么？

为什么会得多囊卵巢综合征？

输卵管不通是不是就不能排卵？

……

随着经济和社会的发展、女性生育年龄的延迟、二孩政策的放开，越来越多有生育愿望的夫妇面临不孕不育症的困扰。在门诊中，部分患者倾诉，因为错失了宝贵的治疗时机而导致遗憾终生，作为医务工作者，我们非常痛心。无数张充满期盼的脸庞和一双双渴望孕育新生命的眼睛，让我们更加坚定了成就患者愿望的信心。

一颗神奇的受精卵，在子宫"肥沃的土壤"中，经历母亲的十月怀胎，到婴儿的呱呱坠地，人类神奇的生命密码一代一代传承，繁衍生息。

《助您好孕——帮您生个胖娃娃》以问答的形式，从门诊、辅助生殖技术、胚胎实验室、护理等多个方面，专业系统地解答了不孕不育症治疗中的常见问题。本书将高深晦涩的专业知识，通过通俗易懂的语言和生动有趣的卡通插图来讲述，初衷是帮助患者少走弯路、少花钱，通过科学合理的治疗，早日实现为人父母、儿女绕膝的梦想，使更多的患者受益。对于初入门的生殖医学工作者和有生育方面困扰的朋友，也有重要的阅读和参考价值。

我们相信，通过医患双方的携手努力，您，一定能够迎来好孕！

编者

2020 年 8 月

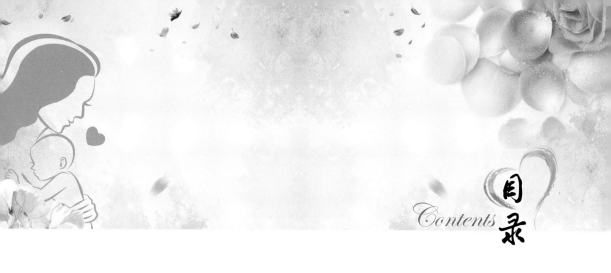

Contents 目录

第一部分 女性不孕篇

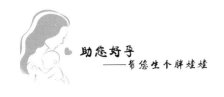

助您好孕
——帮您生个胖娃娃

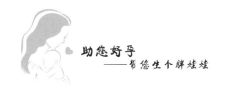

助您好孕
——帮您生个胖娃娃

第二部分 男性不育篇

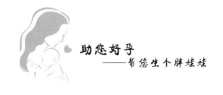

第三部分 辅助生殖技术篇

一、人工授精助孕

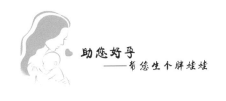

助您好孕
——帮您生个胖娃娃

二、体外受精－胚胎移植助孕

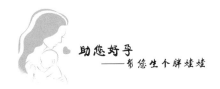

第四部分　实验室篇

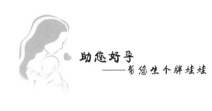

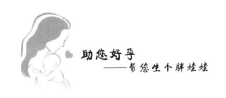

第五部分　护理咨询篇

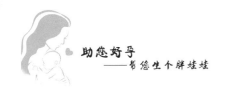

第一部分
女性不孕篇

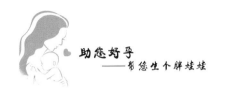
1 什么是不孕症?

夫妻同居1年,有正常性生活,未采取避孕措施而未孕,称为不孕症。临床分为原发不孕和继发不孕;原发不孕指婚后未避孕而从未妊娠者,继发不孕指曾有过妊娠而后未避孕超过1年未孕者。

2 正常怀孕需要具备哪些条件? 备孕女性需要做哪些检查?

(1)具备的条件:

⊙ 性生活正常;

⊙ 排卵正常;

⊙ 男方精液质量达标;

⊙ 输卵管通畅;

⊙ 良好的子宫内膜环境;

⊙ 良好的心态。

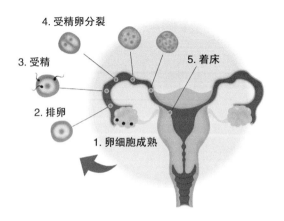

正常受孕过程

4. 受精卵分裂

3. 受精

5. 着床

2. 排卵

1. 卵细胞成熟

（2）备孕女性需要做：性激素、优生、甲状腺功能、传染病、宫颈分泌物检查，以及 B 超监测排卵及输卵管通畅性等检查。

3 导致女性不孕的原因有哪些？

⊙ 年龄：是独立影响女性生育力的重要因素。女性年龄≥35 岁，生育力明显下降；

⊙ 排卵功能异常：占 15%～21%，包括卵泡发育不良、小卵泡排卵、卵泡黄素化不破裂综合征等；

⊙ 输卵管因素：输卵管具有摄取卵子、运送精子并把受精卵运送进宫腔的作用，任何病变影响了输卵管的这些功能，均可导致不孕；

⊙ 子宫因素：子宫畸形、子宫肌瘤、子宫腺肌症、子宫内膜息肉等均可能会影响胚胎着床；

⊙ 下生殖道及宫颈性不孕：下生殖道及宫颈畸形可影响精子通过，造成不孕；

⊙ 子宫内膜异位症；

⊙ 免疫性不孕；

⊙ 不明原因性不孕。

4 输卵管性不孕的因素有哪些？

⊙ 输卵管炎症：既往有盆腔手术史或流产史、生育史等引起的盆腔炎，可导致输卵管炎，影响输卵管管腔及其周围组织，侵犯输卵管上皮，引起输卵管内膜炎。若炎症严重，输卵管上皮被破坏，导致管腔完全或部分被堵塞。

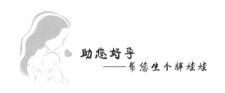

⊙ 输卵管压迫性不孕：输卵管周围肿瘤、子宫肌瘤或卵巢肿瘤等压迫输卵管，有时可以改变或阻碍输卵管管腔通畅而影响受精，造成不孕或输卵管妊娠。

⊙ 输卵管发育异常：输卵管过长、迂曲、憩室等也会是导致不孕的因素。

5 输卵管通畅度的检查方法有哪些？子宫输卵管造影的检查时间及术前准备有哪些？

（1）检查方法：

⊙ X线子宫输卵管造影术（HSG）；

⊙ 四维超声下子宫输卵管造影术；

⊙ 输卵管通液术；

⊙ 宫腔镜下输卵管插管通液术；

⊙ 腹腔镜下输卵管插管通液术；

⊙ 介入性输卵管造影术。

（2）检查时间：月经干净后3～7天，月经干净后禁同房。

（3）术前准备：检查白带情况了解有无阴道炎，做B超检查，了解子宫内膜厚度，验尿HCG排除妊娠，无妇科炎症急性发作，男方精液无明显异常。

6 X线子宫输卵管造影术和输卵管通液术有何区别？哪个检查方法判断输卵管通畅度更好？

⊙ X线子宫输卵管造影术：是指进行宫颈插管后向宫腔内注入造影剂，然后在X线下透视，该检查方法可以直观地观察到宫腔形态是否异常、输卵管走形是否迂曲、是否有增粗等异常改变，可以明确阻塞部位；

⊙ 输卵管通液术：是指进行宫颈插管后向宫腔内注入液体，观察注入液体时阻力大小、是否有反流、注入液体毫升数以判断输卵管是否通畅的一种检查方法。如果注入液体时无阻力、无反流、注入液体较多，说明输卵管可能通畅，但是不能明确输卵管哪侧通畅，不能明确输卵管走行有无迂曲或通畅程度等问题。目前认为这种检查方法准确性差，诊断价值有限。

7 如何判读子宫输卵管造影结果？

子宫输卵管造影主要根据输卵管形态、延迟摄片盆腔造影剂弥散、输卵管内造影剂残留等，对输卵管通畅度进行诊断。

（1）输卵管通畅度：

⊙ 输卵管阻塞：输卵管不显影为角部阻塞；只显示一段为峡部阻塞；输卵管显影至远端，但盆腔内无造影剂影，为伞部阻塞；

⊙ 输卵管部分通畅：少量造影剂进入盆腔；

⊙ 输卵管积水：输卵管远端扩张呈囊状，造影剂呈珠状积聚于输卵管内，盆腔内未见造影剂影；

⊙ 输卵管与周围组织粘连：造影剂流入粘连间隙呈花蕾状，或造影剂从输卵管流出后，积聚于输卵管周围呈囊状而不弥散；

⊙ 输卵管结核：多呈串珠样或香肠状，输卵管走形僵直，有的可见钙化。

（2）盆腔情况：

⊙ 输卵管伞端周围粘连；

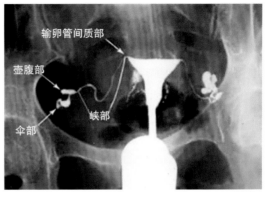

输卵管间质部
壶腹部
峡部
伞部

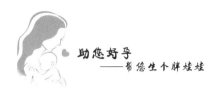
⊙ 盆腔局部粘连；

⊙ 盆腔广泛粘连。

8 宫腔镜下输卵管插管通液术和 X 线子宫输卵管造影术有何不同？

宫腔镜下输卵管插管通液术在宫腔镜直视下，将输卵管导管经宫腔镜插入宫角部输卵管开口处，通过人工加压将液体直接注入输卵管管腔。通过术者推注药物阻力的大小、输卵管开口处有无美兰液反流等来判断输卵管是否通畅，但不能了解输卵管走形及阻塞部位。子宫输卵管造影在 X 线下透视可以直观地观察到子宫腔形态是否异常，输卵管走形是否迂曲，是否有增粗等异常改变，可以明确输卵管阻塞的部位。

9 子宫输卵管四维超声造影与传统输卵管造影相比，有哪些优势？

⊙ 操作过程简便，图像清晰，可实时动态显示子宫、输卵管、盆腔的情况；

⊙ 整个检查过程无放射性，安全性高；

⊙ 微泡造影剂释放时对输卵管粘连有一定疏通作用，造影剂代谢快，

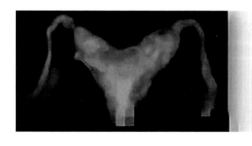
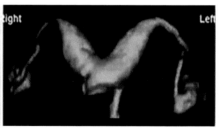

过敏反应发生率极低；

　　⊙ 可静态或动态存储图像用于后期分析，减少患者的检查时间。

10 输卵管阻塞该如何治疗？

（1）近端阻塞：可行宫腔镜下输卵管插管疏通或介入术。

（2）中远端阻塞：通常由盆腔炎症或子宫内膜异位症引起，往往合并盆腔粘连、输卵管走行迂曲、输卵管积水等病变，单纯宫腔镜下插管成功率低，需要进行腹腔镜联合宫腔镜手术治疗。

　　针对输卵管阻塞还需综合考虑，对于年龄较大、不孕时间长、输卵管严重积水、插管治疗效果不理想或存在男方不孕因素的患者，可考虑直接行辅助生殖技术助孕。

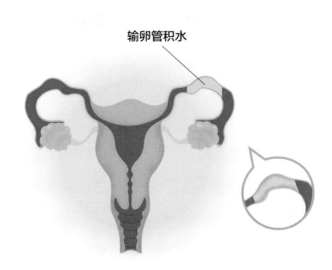

输卵管积水

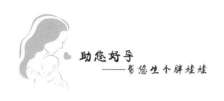
11 输卵管通而不畅可以自然怀孕吗？在什么情况下需要做试管婴儿？

输卵管通而不畅，又称为输卵管不全阻塞，是指输卵管的管腔因各种因素影响发生阻塞、粘连等，但管腔又没有完全闭塞，就形成了"通而不畅"的现象。输卵管通而不畅和输卵管阻塞有所不同，它并不会导致女性完全性不孕，也就是说有受孕可能，但是概率较低。即使幸运怀孕了，也有宫外孕的可能。

高龄、不孕时间长、输卵管严重积水、手术治疗效果不理想，或合并男方不育因素的患者，可考虑直接行试管婴儿助孕。

12 输卵管积水对怀孕有什么影响，需要做结扎术吗？

若输卵管严重积水，伴有输卵管积水反流症状，即阴道流液现象，进行胚胎移植前需要行输卵管结扎术。结扎时机需考虑患者卵巢功能情况，若卵巢功能差，建议先行试管助孕，形成胚胎进行冻存后再行输卵管结扎术，然后再行解冻胚胎移植助孕。

若积水程度较轻，或仅有输卵管轻度扩张，无阴道流液现象，可在患者知情同意后先行试管婴儿，若在试管助孕中出现输卵管积水反流，需行胚胎冷冻后，行输卵管结扎术，择期行解冻胚胎移植助孕。若患者有试管婴儿反复不明原因

输卵管积水

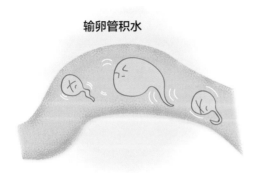

失败的病史，建议在进行下一次助孕前可先处理输卵管积水。

13 什么是排卵障碍？排卵障碍的分类有哪些？

排卵障碍是一种排卵异常的卵巢功能障碍。排卵障碍的发生率约占不孕症的 25%~30%。排卵障碍的分类有 3 种，具体为：

⊙ WHO Ⅰ 型排卵障碍：病变在下丘脑或垂体，表现为内源性雌激素水平低落，卵泡刺激素（FSH）、黄体生成素（LH）水平低下；

⊙ WHO Ⅱ 型排卵障碍：表现为内源性卵泡刺激素（FSH）、黄体生成素（LH）水平失调，常见于多囊卵巢综合征患者；

⊙ WHO Ⅲ 型排卵障碍：卵巢功能衰竭，表现为卵泡刺激素（FSH）、黄体生成素（LH）水平升高，雌激素水平低落。

14 导致排卵障碍的原因有哪些？

排卵障碍的病理机制非常复杂，临床上按发病部位进行排卵障碍的原因分类，其各类常见的代表性临床疾病有以下几种：

（1）下丘脑中枢性原因：

⊙ 神经性厌食；

⊙ 肥胖；

⊙ 低促性腺激素性性腺功能不良。

（2）垂体性原因：

⊙ 特发性高泌乳素血症；

⊙ 垂体腺瘤；

⊙ 空蝶鞍综合征。

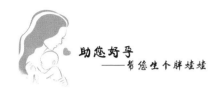
（3）卵巢性原因：

⊙ 卵巢早衰；

⊙ Turner 综合征；

⊙ 先天性性腺发育不良；

⊙ 多囊卵巢综合征；

⊙ 卵巢抵抗综合征；

⊙ 黄体功能不足；

⊙ 黄素化卵泡不破裂综合征；

⊙ 卵泡膜增殖症；

⊙ 卵巢具有内分泌功能性肿瘤。

（4）其他内分泌腺原因：

⊙ 先天性肾上腺皮质增生症；

⊙ Cushing 综合征；

⊙ 肾上腺功能减退（Addison 综合征）；

⊙ 甲状腺功能减退（桥本症）。

15 什么是小卵泡排卵？小卵泡排卵可以怀孕吗？

小卵泡排卵指卵泡测值及增长速度明显小于正常周期卵泡，张力欠佳，发育至一定程度即停止，排卵前卵泡最大径线即尿 LH 峰日优势卵泡的平均直径＜16 毫米，同时阴道 B 超提示有排卵改变。其发生原因可能与垂体分泌的促性腺激素不足和（或）提前出现的 LH 峰有关。

小卵泡排卵一般不建议患者试孕，一是因为不容易怀孕，小卵泡排卵排出的卵子质量欠佳，会影响精卵结合。二是怀孕后容易流产，即使怀孕，死胎、流产的概率会较大。

导致排卵障碍的原因

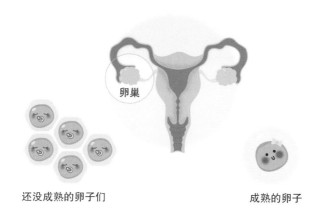

卵巢

还没成熟的卵子们　　　　　　成熟的卵子

16 什么是未破裂卵泡黄素化综合征，如何诊断？

未破裂卵泡黄素化综合征（LUFS）是指卵泡成熟但不破裂，卵细胞未排出而原位黄素化，形成黄体并分泌孕激素，引起效应器官发生一系列类似排卵周期的改变。LUFS的患者同样有正常的月经周期及宫颈黏液的改变，给人排卵的假象。卵泡黄素化后依然分泌孕激素，基础体温在月经后半期仍然升高，所以如果不做超声监测不太容易发现。

目前最常用的诊断方法是 B 超连续监测：于月经期第 8～10 天起开始监测卵泡，若有优势卵泡形成，达成熟卵泡标准（卵泡最大直径≥18 毫米清晰透亮、边界清楚等），而无排卵表现，即卵泡持续不消失或无明显缩小（卵泡滞留型），或继续增大（30～45 毫米，卵泡持续长大型），子宫直肠陷凹无游离液出现，即可考虑为未破裂卵泡黄

导致排卵障碍的原因

快放我出去

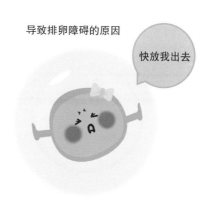

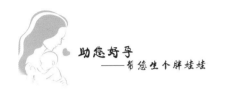

素化（LUFS）周期。

17 什么样的患者需要促排卵治疗？常用促排卵药物有哪些？促排卵注意事项有哪些？

平时月经不规律，或者经既往B超监测排卵提示排卵障碍的患者，可以行促排卵治疗。

口服的药物有枸橼酸氯米芬、来曲唑片等；肌肉注射的药物有尿促性腺激素、基因重组的促性腺激素、绒毛膜促性腺激素等。

促排卵注意事项：促排卵的目标是获得一枚成熟卵泡（卵泡直径18～24毫米），若促排卵时有≥3个优势卵泡（卵泡直径≥14毫米），需及时取消周期并严格避孕，以降低多胎妊娠和卵巢过度刺激的发生。

18 B超下如何监测卵泡？

（1）周期规律患者可于月经第8～10天来监测，根据卵泡大小应每天或隔天监测卵泡生长。

（2）卵泡直径达12毫米可隔日监测，14毫米以上应每天监测。

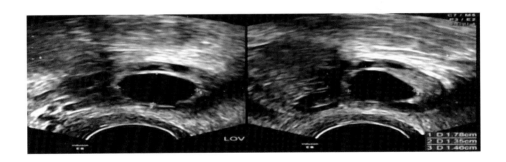

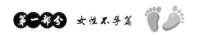

（3）卵泡直径达 18 毫米以上为成熟卵泡，直径范围为 18～24 毫米，近排卵前的卵泡最大生长速可达 2～4 毫米 / 天。

19 为什么多囊卵巢综合征患者促排卵时，要辅助应用二甲双胍？

二甲双胍为胰岛素增敏剂，能降低多囊卵巢综合征患者的胰岛素和瘦素水平，从而改善胰岛素抵抗状态，纠正患者的高雄激素血症和高黄体生成素状态，增强患者对促排卵药物的敏感性，所以多囊卵巢综合征患者促排卵时，要辅助应用二甲双胍。

20 口服促排卵药物后，卵泡还是不长怎么办？什么情况下需要辅助生殖技术助孕？

如果口服促排卵药物后，卵泡发育不良，可选择枸橼酸氯米芬/来曲唑+促性腺激素（CC/LE+Gn）方案或 FSH 低剂量递增方案来进行促排卵。

若促排卵 3 次后，仍未怀孕可选择进行辅助生殖技术助孕。若患者年龄＜35 岁，不孕年限较短，至少一侧输卵管通畅，且男方精液基本正常的，可以选择人工授精；若患者年龄≥35 岁，不孕年限较长，输卵管阻塞，有子宫内膜异位症或有男性不育因素的，可以选择试管助孕。

21 基础性激素的检查时间和临床意义是什么？

基础性激素一般在月经期的第 2～5 天检查，月经稀发及闭经者，如尿

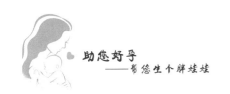

妊娠试验阴性、阴道 B 超检查双侧卵巢无≥10 毫米卵泡，内膜厚度<5 毫米，也可作为基础状态。基础性激素反映卵巢基础功能及下丘脑 – 垂体 – 性腺轴的功能，可用于对生殖内分泌疾病的诊断、对内分泌治疗的效果检查及对不孕不育原因的诊断。

22 什么是 AMH？AMH 对评价卵巢功能有何意义？

抗苗勒管激素（AMH）是转化生长因子 β 超家族的成员之一，血清 AMH 由卵巢颗粒细胞产生，可以直接反映卵巢状态，评估卵巢功能。其值过低则预示卵巢储备下降及卵巢低反应；其值高则预示卵巢储备功能尚可或多囊卵巢综合征，其预测价值优于基础 FSH 和雌二醇 E_2。

AMH 指标（ng/mL）

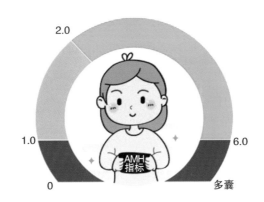

- 0.0~2.8 ng/mL 之间，过低，超过 6.0 可能有多囊危险
- 1.0~2.0 ng/mL 之间，低于正常，应及时处理
- 2.0~6.0 ng/mL 之间，正常

23 如何评价卵巢储备功能？什么是卵巢储备功能下降？

目前在临床上应用的评估卵巢储备的主要指标有：①年龄；②性激素及

细胞因子水平测定：基础 FSH、基础 E_2、FSH/LH、抑制素 B、AMH；③卵巢超声检查：基础窦状卵泡数、卵巢体积、卵巢平均直径和卵巢基质血流；④卵巢刺激试验：氯米芬激发试验（CCCT）、外源性 FSH 卵巢储备试验（EFORT）或称 FSH 刺激试验（FCT）和促性腺激素释放激素激动剂（GnRH-a）刺激试验（GAST）。

卵巢储备功能下降（DOR）是指卵巢产生优质卵母细胞的能力减弱，导致生育能力下降，同时伴随性激素的异常（FSH ＞ 10 IU/L、FSH/LH ＞ 2～3.6、E_2 水平升高），若不及时治疗，可进一步发展为卵巢功能衰竭，后者如提前发生即为卵巢早衰。

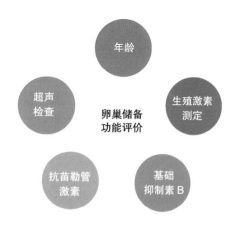

24 卵巢功能减退患者有哪些临床表现？可以自然怀孕吗？什么情况下需要试管助孕？

卵巢功能减退又称卵巢储备功能减退，临床上会出现生育力下降、月经量少、月经稀发、不孕等症状，其自然怀孕概率低，建议尽快行试管助孕。试管助孕前可进行药物调理，以改善卵巢储备功能。

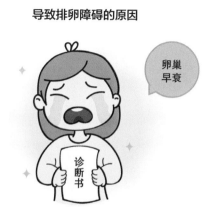

导致排卵障碍的原因

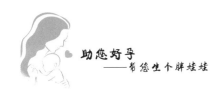

25 什么是卵巢早衰？导致卵巢早衰的因素有哪些？

卵巢早衰（POF）是以卵巢功能过早衰竭为主要临床症状的生殖内分泌疾病，是指女性在 40 岁之前出现月经稀发或闭经，伴有血清促性腺激素水平的升高（FSH ＞40 IU/L）或伴雌激素水平的降低。POF 的病因尚不完全清楚，目前已知的病因包括遗传因素、自身免疫因素、感染因素、医源性损伤、环境因素等。

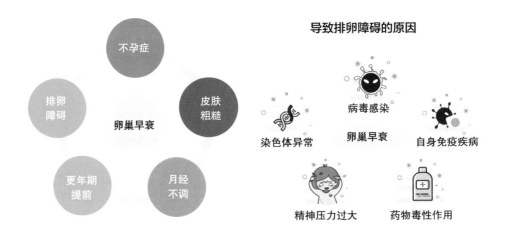

不孕症

排卵障碍

卵巢早衰

皮肤粗糙

更年期提前

月经不调

导致排卵障碍的原因

染色体异常　病毒感染　卵巢早衰　自身免疫疾病

精神压力过大　药物毒性作用

26 卵巢早衰患者，需要做哪些检查？

卵巢早衰患者需查性激素、AMH、B 超来评估卵巢功能状态。

⊙ 激素测定：基础性激素测定的 FSH、LH 明显升高，E_2 明显减低（FSH ＞40 IU/L）；

⊙ AMH 达绝经期水平；

⊙ B 超检查：卵巢体积小，或未探及，无卵泡发育或窦卵泡减少。

27 什么是宫腔粘连？导致宫腔粘连的因素有哪些？

宫腔粘连是指宫腔、子宫峡部及宫颈管因宫腔手术操作或因感染、放射性等原因造成的宫腔相互粘连，其治疗效果较差，严重影响女性生殖生理及身心健康。

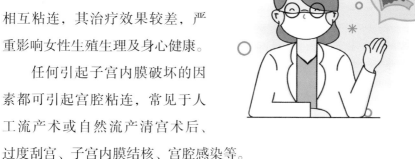

宫腔粘连

任何引起子宫内膜破坏的因素都可引起宫腔粘连，常见于人工流产术或自然流产清宫术后、过度刮宫、子宫内膜结核、宫腔感染等。

28 宫腔粘连有哪些临床表现？该如何诊断？

宫腔粘连在临床上常见月经异常（经量过少或闭经）、不孕、自然流产、早产、异位妊娠、腹痛（宫颈内口阻塞可致周期性腹痛）等。

常用的诊断方法为子宫输卵管造影、宫腔镜、超声等，其中宫腔镜检查为诊断宫腔粘连的"金标准"，可以确定宫腔粘连的部位、范围、性质和程度。

人流后，月经就不调了

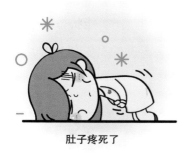

肚子疼死了

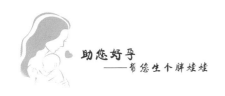

29 发生宫腔粘连还能正常怀孕吗？该如何治疗？

宫腔粘连患者约有 22.5%～33.3% 出现不孕症。

治疗方法有：

⊙ 无临床症状且无生育要求的患者不需要手术治疗；

⊙ 虽有月经过少，但无生育要求，且无痛经或宫腔积血表现的患者，也不需要手术治疗；

⊙ 对于不孕、反复流产、月经过少且有生育要求的患者，宫腔粘连分离手术可作为首选治疗手段，单纯药物治疗无效，并建议患者在宫腔粘连分离手术后尽快怀孕。

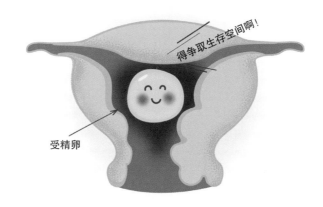

30 发生子宫内膜息肉有哪些临床表现？该如何诊断？

子宫内膜息肉是常见的子宫内膜良性病变之一，是子宫内膜基底层的局限性增生，形成蒂突向宫腔引起，属于慢性子宫内膜炎范畴，且易复发，临床上常表现为子宫异常出血、不孕、白带异常等。

诊断方法：

（1）宫腔镜检查：被认为是诊断子宫内膜息肉的"金标准"，并能直接确定息肉的位置、大小、数目及宫腔情况，还能进行有效的治疗。

（2）B超检查：是目前检查宫腔、盆腔不孕病变的主要检查手段之一，大部分子宫内膜息肉能够被发现。

（3）诊断性刮宫术：也是一种诊断兼治疗的方法，但是子宫内膜息肉的漏诊率高，适用于绝经后阴道不规则出血且超声提示宫腔有不均匀回声的患者。

31 子宫内膜息肉会影响怀孕吗？该如何处理？子宫内膜息肉切除后，还会复发吗？

子宫内膜息肉，特别是距离宫底较近的息肉，能够影响宫腔的正常形态和子宫内膜容受性，不利于胚胎着床，常导致患者出现不孕和流产，影响女性的正常受孕。

治疗方案：

（1）期待治疗：由于无症状的功能性息肉大部分可在月经期随经血自行脱落，所以对此类患者应持续观察后，再做决定。有研究显示，较小的息肉可以自然消退。对此类患者可暂时不做任何处理，根据随访情况再做安排。若患者息肉继续增大则要考虑进一步治疗。

（2）对体积较大、有症状的息肉，或者短期随访未自然消退的无症状息肉，可行宫腔镜下息肉切除术及病理检查，多发性息肉占满宫腔，为减少宫腔粘连，可考虑分次切除。特别是对于有生育要求的患者，在进行手术操作时注意保护正常内膜，减少损伤，子宫内膜息肉切除后容易复发，对于有生育要求的患者，应对其他受孕相关因素进行评价，必要时积极助孕。

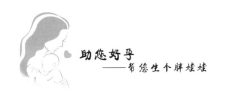
子宫内膜息肉治疗后还是有复发可能的，可考虑应用抗雌激素样作用的药物预防息肉复发，目前主要使用的药物有雌激素抑制剂、孕酮和避孕药等。

32 什么是子宫内膜薄，会影响胚胎着床吗？内膜薄如何增长内膜？

子宫内膜薄是指排卵前的子宫内膜厚度≤7毫米。适宜的子宫内膜形态、厚度是受精卵种植的必要条件，所以子宫内膜薄一般还是会影响胚胎着床的。

对于薄型子宫内膜的治疗主要分为服用雌激素、服用改善内膜血供的药物（西地那非、低剂量的阿司匹林等）、服用中药、宫腔镜及针灸治疗等。

33 什么是子宫内膜增生？该如何处理？

子宫内膜增生是指子宫内膜腺体的不规则增殖，同时伴有腺体/间质比例的增加，临床上通常表现为子宫异常出血（月经周期、经期紊乱，经量改变等）。

治疗方案如下：

（1）药物治疗为其首选治疗方式，孕激素通常对典型增生疗效较好，大部分患者可以通过口服孕激素进行治疗，控制内膜增生，将其转化为正常内膜，治疗过程中至少6个月复检一次，在至少有连续2次间隔6个月的组织学检查结果为阴性后，可考虑终止随访。

（2）对于药物治疗后内膜增生风险依然存在的患者，如长期无排卵或稀发排卵、肥胖、胰岛素抵抗、用孕激素拮抗剂等，建议2次转阴后改为每年活检随访一次；对于有生育要求的患者，需要在逆转子宫内膜后积极促排卵受孕，必要时可选择辅助生殖技术助孕。

（3）如果治疗 12 个月后病灶持续存在或进展，应进行手术治疗。

34 子宫内膜增生会影响怀孕吗？

子宫内膜增生会影响正常受孕，怀孕最重要的条件之一就是良好的宫腔环境，发生子宫内膜增生时，内膜厚度增加，子宫内膜容受性降低，这在一定程度上降低了怀孕的可能性。

35 子宫内膜癌患者治疗后，还能正常怀孕吗？备孕时应注意什么？

子宫内膜癌患者治疗后，应于孕前持续每 3、6 个月进行子宫内膜取样检查，若病变完全缓解，应尽快受孕。孕前患者可进行遗传咨询或基因检测。

36 什么是子宫肌瘤？子宫肌瘤根据生长部位分为哪几类？

子宫肌瘤是指子宫平滑肌组织增生而形成的良性肿瘤，是女性最常见的良性肿瘤之一。子宫肌瘤根据生长部位可分为：子宫体肌瘤、子宫颈肌瘤；也可以分为：黏膜下肌瘤、浆膜下肌瘤及肌壁间肌瘤。

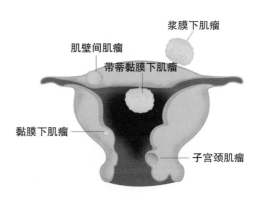

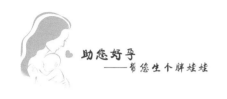

37 子宫肌瘤影响怀孕吗，需要处理吗？

　　子宫肌瘤的数量、位置、症状与怀孕相关。浆膜下肌瘤和不引起宫腔形态改变的肌壁间肌瘤对生育影响不大。黏膜下肌瘤及肌壁突向内膜的肌瘤均影响宫腔形态及宫腔内环境，常伴有妊娠率和种植率降低，并容易造成不孕及复发性流产，可在孕前进行手术治疗。

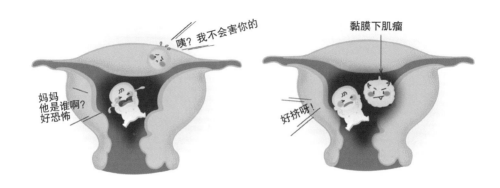

38 妊娠对子宫肌瘤有何影响？妊娠期子宫肌瘤需要处理吗？

　　妊娠期由于激素的作用及盆腔血供的增加，使子宫充血、组织水肿、平滑肌细胞肥大、肌瘤明显增大，甚至发生红色变性，尤其注意因肌瘤生长而引起的并发症，如腹痛、产程延长、早产等。

　　妊娠期子宫肌瘤的处理原则：

　　（1）妊娠早期对肌瘤的干预易导致流产，可等待至妊娠中期，若对于引起宫腔形态改变的子宫黏膜下肌瘤及较大的肌壁间肌瘤，估计对日后的继续妊娠影响大，可先行流产再行子宫肌瘤剥除术。

　　（2）妊娠中晚期的子宫肌瘤一般不需特殊处理。其临床处理首选保守治疗，若保守治疗无效或疼痛激烈无法缓解，可行肌瘤剔除，必要的妊娠期子宫肌瘤剥除术是可行的，并不增加流产率，手术宜在孕 24 周前进行。

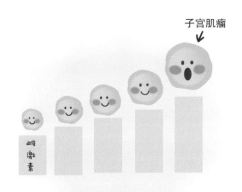

妊娠期，随体内性激素水平升高，
子宫肌瘤增大

39 子宫肌瘤剥除术后多久可以再怀孕？

（1）浆膜下肌瘤、肌壁间肌瘤距离内膜＞5 毫米患者，需避孕 3 个月。

（2）肌瘤底部距离内膜 3～5 毫米患者，避孕 6 个月。

（3）肌瘤底部贴近内膜或术中穿通宫腔患者，避孕 2 年。

40 欲行试管助孕的子宫肌瘤患者，先行子宫肌瘤剥除术，还是先行试管助孕？

对于以下子宫肌瘤患者应先行子宫肌瘤剥除术：

（1）子宫肌瘤直径≥5 厘米者，均应行肌瘤剥除术。

（2）黏膜下肌瘤或肌壁间内突肌瘤造成宫腔形态改变者，应先行手术治疗。

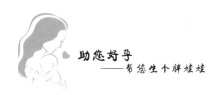

（3）黏膜下肌瘤直径≥4厘米，并且向肌壁间侵入超过50%者，应行手术治疗。

（4）对于卵巢功能减退者，如需体外受精（IVF）者可先取卵全胚冷冻、择期移植，建议单胚胎移植。

41 什么是子宫内膜异位症，该如何诊断？

正常情况下，子宫内膜覆盖在宫腔表面，如果宫内膜在子宫腔以外的部位种植生长并且反复出血，引起症状，即称为子宫内膜异位症。其诊断依据主要有临床症状、体征、妇科内诊检查及辅助检查。育龄女性有继发性渐进加重痛经史和不孕史，或慢性盆腔痛病史，盆腔检查扪及盆腔内有触痛性结节或与子宫密切相连不活动的囊性包块，可初步诊断为子宫内膜异位症。

临床上还需借助以下辅助检查来诊断：

⊙ 超声诊断作为一种安全、简便有效的检查手段，已经成为诊断子宫内膜异位症的首选检查方法；

⊙ CT 和 MRI 主要适合于患有子宫内膜异位囊肿及异位灶深部浸润的患者；

⊙ 血清 CA125 的特异性不高，不能单独作为子宫内膜异位症诊断和鉴

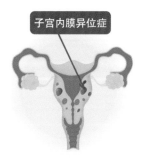

子宫内膜异位症

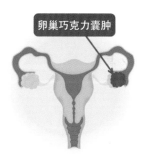

卵巢巧克力囊肿

别诊断的指标，但血清 CA125 的升高可能提示异位种植的内膜有较强的增生能力，病情处于进展期，可用于监测疗效和病情复发的诊断；

⊙ 腹腔镜诊断是子宫内膜异位症诊断的"金标准"，当镜下看到典型内膜异位症病灶时，即可确定诊断。

42 子宫内膜异位症会影响怀孕吗？

约有 50% 子宫内膜异位症患者伴有不孕。常因病变造成的盆腔微环境改变、盆腔腹膜粘连、输卵管堵塞、卵泡发育不良或排卵障碍等因素引起。

43 什么是子宫内膜异位症 ASRM 分期？

子宫内膜异位症的美国生殖医学会（ASRM）分期主要根据腹膜、卵巢病变的大小及深浅，卵巢、输卵管粘连的范围及程度，以及直肠子宫陷凹封闭的程度进行评分，共分为 4 期：Ⅰ期（微小病变）：1~5 分；Ⅱ期（轻度）：6~15 分；Ⅲ期（中度）：16~40 分；Ⅳ期（重度）：>40 分。ASRM分期是目前最普遍使用的子宫内膜异位症临床分期，但其对妊娠结局、疼痛症状、复发无很好的预测性。

44 什么是子宫内膜异位症生育指数？

子宫内膜异位症生育指数（EFI）主要用于预测内膜异位症合并不孕患者腹腔镜手术分期后的自然妊娠情况，评分越高，妊娠概率越高。参考年龄、不孕年限、未避孕时间，其预测妊娠结局的前提是男方精液正常，女

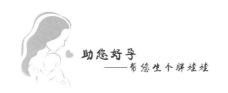

方卵巢储备功能良好且不合并子宫腺肌病。

45 卵巢巧克力囊肿合并不孕症的患者，需要行腹腔镜手术治疗吗？

卵巢巧克力囊肿合并不孕症患者，尤其是年龄≥35岁的患者，应详细评估卵巢的储备功能再决定是否进行腹腔镜手术，如果术前已发现卵巢储备功能下降，腹腔镜手术并非首选，应建议患者尽快怀孕。若需进行腹腔镜手术治疗，应在术后再次评估卵巢储备功能，并在术后6个月内尽快指导患者怀孕，必要时可选择辅助生殖技术助孕。

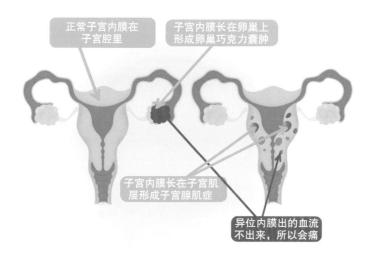

46 子宫内膜异位症合并不孕症患者，需要行输卵管通畅度检查吗？

需综合考虑患者夫妻情况决定，如女方年龄、卵巢储备功能、男方精子质量等。子宫内膜异位症合并不孕症患者，如女方卵巢储备功能及男方精子质量正常，需要行子宫输卵管造影术来评估输卵管情况。这是因为子宫内膜异位症常常改变盆腔微环境，影响输卵管蠕动异常，可造成盆腹腔粘连，导致输卵管扭曲或阻塞，从而影响精子和受精卵的运送，导致不孕，根据患者的输卵管具体情况来确定适合患者的助孕方式。

47 有生育要求的子宫内膜异位症患者，手术前应注意什么？

有生育要求的子宫内膜异位症患者，由于手术会损伤卵巢功能，导致卵巢功能减退甚至早衰，所以手术前应注意充分评估患者卵巢储备功能，并与患者做好充分沟通。

48 子宫内膜异位症患者在什么情况下需要试管助孕？

对于生育指数（EFI）评分低、有高危因素的子宫内膜异位症患者（年龄≥35岁以上、不孕年限≥3年，尤其是原发性不孕者；重度子宫内膜异位症、盆腔粘连、病灶切除不彻底者；输卵管阻塞者），应积极行辅助生殖技术助孕。助孕前应使用 GnRH-a 进行预处理，通常应用 3~6 个月。对于复发型子宫内膜异位症或卵巢储备功能下降者，建议首选辅助生殖技术助孕。

49 子宫内膜异位症患者试管助孕前，为什么要进行 GnRH-a 治疗？

GnRH-a 即促性腺激素释放激素激动剂，一方面它可以通过抑制下丘

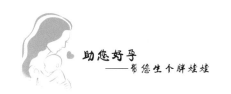
脑 – 垂体 – 性腺轴（HPO 轴），降低异位子宫内膜局部雌激素水平及减少血管活性因子分泌，从而抑制异位子宫内膜增殖；同时可以使促凋亡蛋白表达升高和抗凋亡蛋白表达下降，从而促进异位子宫内膜的凋亡。另一方面它可以增加子宫内膜胞饮突的数量，提高整合素的表达，促进胚胎黏附，减少体液中炎性因子的浓度，从而改善子宫内膜容受性，有利于胚胎着床。

50 子宫内膜异位症对体外受精 – 胚胎移植（IVF–ET）结局有影响吗？

部分子宫内膜异位症患者同时合并卵巢储备功能减退，在促排卵过程中对促排卵药物反应性下降，导致获卵数少，卵子质量下降；同时异位子宫内膜的旁分泌作用，使腹腔液体炎性细胞活化及炎性因子增多，影响种植窗口期关键性蛋白的表达，从而降低子宫内膜容受性。因此，子宫内膜异位症患者行体外受精 – 胚胎移植（IVF–ET）助孕，其结局还是会受一定影响的。

51 子宫内膜异位症合并不孕症患者，如何助孕？

子宫内膜异位症合并不孕症患者，首先需要对其生育能力、病情严重程度及其他不孕因素进行评估，药物治疗并不能增加子宫内膜异位症患者妊娠机会，对有生育要求的患者，不推荐单独或在术后使用药物预防复发。腹腔镜检查和手术对增加轻度子宫内膜异位症患者的妊娠率无明显优势，如果因其他适应证而行腹腔镜手术，手术中必须谨慎剥离或切除病灶，尽可能地减少对卵巢储备功能的影响。对 35 岁以下的子宫内膜异位症 I / II 期患者，考虑期待治疗或促排卵宫内人工授精（IUI）；35 岁以上或卵巢储备功能下降的患者，应考虑促排卵 IUI 或体外受精（IVF）；对子宫内膜异位症 Ⅲ / Ⅳ 期患者、保守性手术失败或年龄超过 35 岁患者，应考虑积极 IVF 助孕。

52 单纯药物治疗子宫内膜异位症合并不孕有效吗？

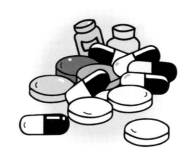

治疗子宫内膜异位症的药物主要有口服避孕药、孕激素类制剂、促性腺激素释放激素激动剂等，均可有效治疗子宫内膜异位症相关疼痛，减少术后复发风险。但是上述药物在治疗的同时，也会抑制卵巢正常排卵，对增加自然妊娠率无效。可见药物治疗不能增加妊娠机会，只会延迟生育。因此，子宫内膜异位症患者术后联合药物治疗不但不能增加自然妊娠率，反而延误了术后最佳的自然受孕时机。

53 什么是高泌乳素血症？影响泌乳素水平的因素有哪些？

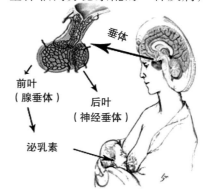

高泌乳素血症是女性常见的下丘脑 – 垂体轴内分泌紊乱的一种疾病，是各种原因引起的垂体泌乳素细胞分泌过多，导致血液循环中泌乳素升高，女性超过 25 ng/mL（男性超过 20 ng/mL）称为高泌乳素血症。

影响泌乳素水平的因素有：

（1）下丘脑疾病，下丘脑分泌的泌乳素抑制因子对泌乳素分泌有抑制作用，如

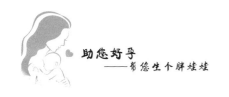

颅咽管瘤、胶质细胞瘤、脑膜瘤等均可影响泌乳素抑制因子的分泌及传递。

（2）垂体疾病，泌乳素瘤是最常见的原因。

（3）其他内分泌、全身疾病，原发性或继发性甲状腺功能减退，乳腺手术、长期乳头刺激均可引起泌乳素异常升高。

（4）药物影响，长期服用多巴胺受体阻断剂如氯丙嗪，可抑制多巴胺转换，促进 PRL 释放。

（5）特发性高泌乳素血症，多因下丘脑–垂体功能紊乱导致 PRL 分泌增加。

54 高泌乳素血症会影响怀孕吗？该如何治疗？

高泌乳素血症不仅对下丘脑促性腺激素释放激素及垂体促性腺激素的脉冲式分泌有抑制作用，而且还可直接抑制卵泡发育，影响卵巢排卵，从而导致不孕。

治疗方案：

（1）随访：泌乳素轻度升高，月经规律患者可不必治疗，应定期复查。

（2）药物治疗：伴有闭经、泌乳、不孕不育等表现的微腺瘤都需要治疗，首选多巴胺激动剂，常用的药物是溴隐亭，它可以与垂体催乳素细胞的多巴胺受体结合，抑制肿瘤增殖，从而抑制泌乳素的合成分泌。

（3）手术治疗：治疗目的是缩小肿瘤体积，恢复生育能力，经蝶窦手术是最常用的方法，开颅手术少用。

55 高泌乳素血症患者孕后还需要治疗吗？

高泌乳素血症可引起黄体功能不足，影响妊娠，还是建议治疗的，临床中最常用的药物是溴隐亭，目前认为溴隐亭对妊娠是安全的，但仍主张一旦妊娠，应考虑停药。因此，高泌乳素血症患者在明确妊娠后可停用溴隐亭。但患有垂体泌乳素腺瘤患者，在妊娠期应定期测定血泌乳素水平和视野检查，定期随访患者的临床症状，及时就诊。

56 孕前为什么需要查甲状腺功能？评估甲状腺功能生化指标有哪些？

甲状腺功能与女性生殖系统功能密切相关，甲状腺疾病可引起女性性激素异常，从而引起月经紊乱、排卵障碍，甚至导致不孕。妊娠期甲状腺疾病如果不及时治疗，可导致妊娠后流产或胎儿智力发育异常，因此，孕前检查甲状腺功能是非常必要的。

甲状腺功能生化指标主要有：促甲状腺激素、甲状腺激素、游离三碘甲状腺激素、甲状腺过氧化物酶抗体及甲状腺球蛋白抗体。

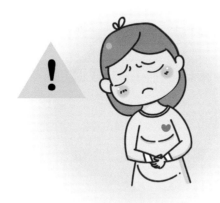

妊娠期甲状腺异常会加大孕妇流产、早产和
胎儿智力发育异常等风险

57 甲状腺功能异常包括哪些情况？会影响怀孕吗？

甲状腺功能异常包括甲状腺功能亢进、亚临床型甲状腺功能亢进、甲

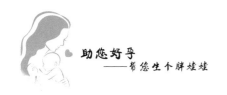
状腺功能减退、亚临床型甲状腺功能减退、单纯性甲状腺抗体阳性。

甲状腺功能明显异常时，高水平促甲状腺激素可导致下丘脑垂体性腺轴分泌紊乱，卵泡发育障碍，从而影响受孕。

58 什么是桥本甲状腺炎？如何诊断？对正常怀孕有何影响？

桥本甲状腺炎又叫慢性淋巴细胞性甲状腺炎，是常见的自身免疫性甲状腺疾病，也是甲状腺功能减退症的主要病因。

诊断主要是依据临床表现、甲状腺功能检测、甲状腺过氧化物酶及超声，伴甲状腺结节者必要时行甲状腺穿刺细胞学检查，以判断是良性或恶性。

桥本甲状腺炎一方面可导致不孕，另一方面可引起妊娠后流产、死胎及早产，还会影响胎儿脑部发育，导致后代智力低下。

59 什么是亚临床甲状腺功能减退症，该如何处理？

亚临床甲状腺功能减退症简称亚临床甲减，指 TSH 水平超过统计的正常参考值范围的上限，T3/T4 在正常参考值范围内，必须排除其他引起 TSH 升高的原因。

处理：根据 TSH 水平，将亚临床甲减分为两类，即轻度亚临床甲减（TSH <10 m U/L）和重度亚临床甲减（TSH ≥10 m U/L）。重度亚临床甲减患者，主张给予 L–T4 替代治疗；轻度亚临床甲减患者，如伴甲减症状、抗甲状腺过氧化物酶自身抗体（TPOAb）阳性、血脂异常或动脉粥样硬化性疾病，应予 L–T4 治疗。

60 既往有复发性流产史的亚临床甲减患者，该如何治疗？孕前和孕后 TSH 控制范围分别是多少？

建议预防性口服左甲状腺素治疗，并定期监测，将 TSH 控制在正常范围内。孕前可将 TSH 控制在 4.3 mIU/L 以下，孕后将 TSH 控制在 2.5 mIU/L 以下。

61 什么是甲状腺功能减退症？孕前和孕后分别该如何处理？

甲状腺功能减退症简称甲减，是由于甲状腺激素合成和分泌减少或组织利用不足导致的全身代谢减低综合征。患者的 TSH 升高，而 T3、T4 低于正常范围。

孕前可定期复查，如有明显异常时，口服左甲状腺素治疗。孕后应继续口服左甲状腺素治疗，并定期监测，将 TSH 控制在正常范围内。

62 什么是多囊卵巢综合征？该如何诊断？

多囊卵巢综合征（PCOS）是育龄期女性最常见的妇科内分泌紊乱疾病，是引起无排卵不孕和高雄激素血症的主要原因，其基本特征包括雄激素过多、排卵功能异常及卵巢多囊样改变。

鹿特丹标准是目前国际上诊断多囊卵巢综合征的"金标准"，鹿特丹标准诊断 PCOS 满足以下三条中的两条即可：

（1）高雄激素的临床和（或）生化表现，如多毛、痤疮等；

（2）稀发排卵或无排卵；

（3）多囊卵巢（PCO）：超声检查提示卵巢体积≥10 mL 和（或）直径

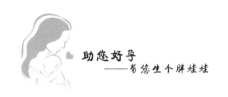

2～9毫米的卵泡数≥12个。当然此标准也需排除任何导致 PCOS 表型的其他疾病，如先天性肾上腺皮质增生、分泌雄激素肿瘤及其他引起排卵障碍疾病。

基于亚洲人种跟欧美人种的种族差异，我国学者提出了中国 PCOS 诊断标准，月经稀发、闭经或不规则子宫出血是诊断的必要条件，再符合以下 2 项中的 1 项，即可诊断为疑似 PCOS：①高雄激素的临床表现或高雄激素血症；②超声表现为 PCO。已确定为疑似 PCOS 后，再排除其他可引起高雄激素的疾病即可诊断为 PCOS。

63 多囊卵巢综合征会影响怀孕吗？该如何处理？

多囊卵巢综合征患者主要表现为稀发排卵及无排卵，同时导致子宫内膜容受性下降及卵母细胞质量异常，此外其所引发的内分泌代谢异常可能影响受孕状态，并与妊娠期并发症密切相关。PCOS 主要治疗原则是调整月经周期，降低高雄激素的表现，恢复排卵解决生育问题，尽早预防远期并发症的发生发展。

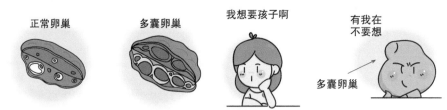

正常卵巢　　多囊卵巢　　我想要孩子啊　　有我在不要想　　多囊卵巢

64 彩超提示卵巢多囊样改变，可以直接诊断为多囊卵巢综合征吗？

卵巢多囊样改变指超声表现为一侧或双侧卵巢中直径为 2～9 毫米的卵泡数≥12 个，诸多因素如 PCOS、甲状腺功能异常、库欣综合征、口服避孕药、高泌乳素血症等影响生殖内分泌轴功能的疾病都可能导致卵巢形态学改变，其中最常见的病因为 PCOS。20%～30%健康人群也可表现为 PCO。单纯 PCO 除卵巢形态学改变外，无临床症状和血生化及激素水平改变，不能诊断为多囊卵巢综合征。

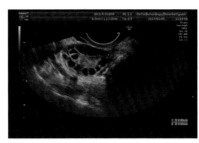

65 多囊卵巢综合征为什么要查甲状腺功能？

PCOS 患者常伴有甲状腺功能减退，它们同属于内分泌疾病，在下丘脑 - 垂体 - 卵巢这个调节轴上，两者有许多相互交叉、重叠、干扰的机制存在，互相影响形成恶性循环。所以需要对患者的全身状态和腺体功能，做一个全面和立体的评估和分析，了解其中的关系，就可以很好地针对治疗了。

66 多囊卵巢综合征为什么要查血糖和胰岛素？

40%～60% 多囊卵巢综合征患者存在胰岛素抵抗，胰岛素抵抗可导致糖代谢作用途径受损，从而引起体内血糖升高，同时机体代偿性升高胰岛素水平而形成高胰岛素血症。PCOS 患者增高的胰岛素可导致窦前卵泡对 FSH 的敏感性增加，导致卵泡募集过多，同时可诱导颗粒细胞上 LH 受体的表达和提前黄素化，影响卵母细胞质量。

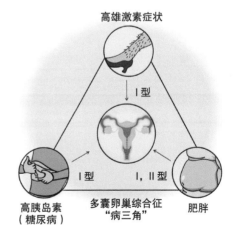

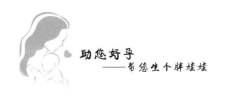
67 多囊卵巢综合征可以治愈吗？其近期和远期影响有哪些？

多囊卵巢综合征病因尚未阐明，目前尚难根治。近期影响主要是由排卵障碍引起的月经稀发、闭经及不孕，高雄激素引起的多毛、痤疮等症状。远期影响主要是由代谢紊乱引起的糖尿病、高血压、高血脂及心血管疾病等代谢综合征。

68 多囊卵巢综合征患者促排卵前，如何进行预处理？

首先是提倡生活方式干预，尤其是肥胖患者，主要是控制饮食、运动、戒烟及戒酒。其次是根据基础性激素水平，可考虑应用周期性孕激素疗法、短效复方口服避孕药（OC）以及雌孕激素周期序贯治疗，改善卵巢反应性。此外，对于胰岛素抵抗患者可口服二甲双胍，提高胰岛素的敏感性，降低胰岛素水平，从而有效改善糖代谢及胰岛素抵抗状态，增强对促排卵药物敏感性。

69 为什么要求多囊卵巢综合征患者进行体重管理？

多项研究显示，对于超重或肥胖的 PCOS 患者，体重减轻后可降低血液中胰岛素水平，性激素结合蛋白含量增加，雄激素水平下降，进而有效恢复排卵及规律月经周期，良好的运动和饮食习惯可提高治疗反应，使妊娠率提高、治疗费用降低，是一种简单的治疗生育能力低下的方法。此外，健康的生活方式有助于远期并发症的防治及生活质量的提高，如果同时合并心血管疾病风险因素更需注意饮食、运动及生活习惯。但是减轻体重不宜过快，应当循序渐进，完成减肥目标以 3 ~ 6 个月为宜。

70 有生育要求的多囊卵巢综合征患者，在什么样的情况下需要试管助孕？

（1）促排卵治疗半年后均无优势卵泡发育患者。

（2）促排卵治疗半年后均提示卵泡不破裂黄素化综合征患者。

（3）双侧输卵管不全阻塞或阻塞患者。

（4）男方为重度少精症和弱精子症，梗阻性无精症患者。

（5）宫腔内人工授精（IUI）3 次未孕。

71 生育后的多囊卵巢综合征患者，还需要治疗吗？

生育后的多囊卵巢综合征患者依然会出现排卵障碍，长时间的月经稀发或闭经会导致子宫内膜单纯受雌激素刺激，约有 30% 的 PCOS 患者有子宫内膜增生，甚至会发生子宫内膜不典型增生或子宫内膜癌。因此生育后的多囊卵巢综合征患者应定期行 B 超监测，长时间未来月经者，使用黄体酮撤退性出血。此外，多囊卵巢综合征患者还应保持健康的生活方式，防治远期并发症，提高生活质量。

72 什么是复发性流产？

复发性流产俗称习惯性流产，指与同一性伴侣，妊娠 28 周内 3 次或 3

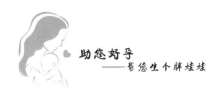
次以上的妊娠丢失，但目前认为，连续发生 2 次流产的患者，其发生再次流产的风险与 3 次相近。

73 导致复发性流产的主要因素有哪些？需要做哪些检查？

主要因素：

（1）胚胎因素，胚胎染色体异常占早期流产的一半以上；

（2）母体因素，全身性疾病（高血压、高血脂、糖尿病等），子宫因素（单角子宫、双角子宫、不全 / 完全纵隔子宫、子宫内膜异位症、宫腔粘连），内分泌失调（多囊卵巢综合征、高泌乳素血症、甲状腺功能异常），免疫功能异常，感染及精神压力过大等；

（3）男方因素，精子畸形率高，精液 DNA 碎片高。

需要的检查：

⊙ 夫妻双方染色体；

⊙ 双方分泌物，支原体（UU）、衣原体（CT）、淋球菌（NG）；

⊙ 女方宫腔镜检查；

清晰诊断是关键   宝宝为何容易流掉

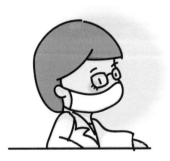
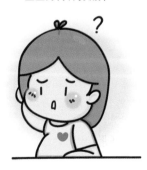

⊙ 封闭抗体检查；

⊙ 女方 TORCH 筛查；

⊙ 男方精液常规检查及精液 DNA 碎片检查。

74 什么是封闭抗体？封闭抗体阴性，该如何处理？

在正常孕妇的血清中，存在一种物质，它可抑制淋巴细胞反应，封闭母体淋巴细胞对胚胎滋养层细胞的毒害作用，可阻止母体免疫系统对胚胎的攻击，这种物质就是封闭抗体。

如封闭抗体呈阴性，通常建议行丈夫淋巴细胞免疫治疗。

封闭抗体如何孕育成功

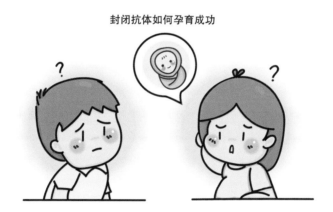

75 什么是丈夫淋巴细胞免疫治疗？

使用丈夫或第三方血液中的淋巴细胞给患者皮内注射，使其产生封闭抗体，以保护胚胎不被母体当作异物排斥。这种治疗称为丈夫淋巴细胞免疫治疗。

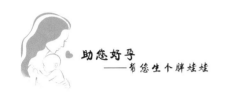

76 什么是血栓前状态？该如何处理？

血栓前状态是指由于血液中抗凝蛋白及纤溶蛋白功能异常，使机体处于一种高凝状态，易发生胎盘微血栓、绒毛梗死及蜕膜血管纤维素样坏死，使胚胎组织缺血缺氧。

西医多采用抗凝治疗，低分子肝素、阿司匹林为常用的抗凝剂，中医则多采用补肾活血的方药安胎治疗。

77 复发性流产经过治疗后，下次妊娠一定不会出现流产吗？

复发性流产原因较多，妊娠也是一个复杂过程，即使找到流产原因并给予对症治疗后，也难以保证下次妊娠一定不会出现流产。

78 什么是子宫畸形？常见分类及临床表现有哪些？如何确诊？

子宫畸形是指女性生殖系统苗勒管的先天发育异常。

子宫畸形常见类型包括先天性无子宫、始基子宫、幼稚子宫、双子宫、双角子宫、单角子宫、残角子宫、纵隔子宫等。

子宫畸形可引起闭经、月经稀发、不孕、反复性流产等，主要是通过四维彩超、宫腔镜等方法确诊。

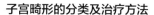

子宫畸形的分类及治疗方法

正常的子宫

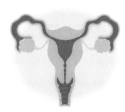

单角子宫

只有一侧卵巢和输卵管，未发育侧卵巢和输卵管常常同时缺如。可自然妊娠，妊娠中晚期流产、早产较多见。无须手术治疗。

双子宫

有两个子宫和两个宫颈。视情况而定是否进行体外受精。必要时进行阴道纵隔切除术。

弓形子宫

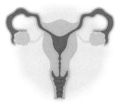

子营底部（子宫腔的顶端）呈现弓一样的状态，视情况而定是否进行体外受精。无须手术治疗。

纵隔子宫

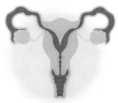

子宫内部被分隔为两部分，必要时可通过宫腔镜手术切除。

双角子宫

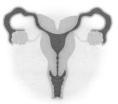

子宫上部呈现角一样的状态。由于很多情况下能够自然妊娠，是否进行体外受精视情况而定。

79 子宫畸形对生育的影响有哪些？子宫畸形需要处理吗，如何手术？

子宫畸形可造成不孕，可引起受精卵着床部位血供不足而影响胚胎发育，甚至会导致胎儿发育畸形，可导致妊娠后反复流产，可引起胎儿早产，也可导致胎位异常从而出现难产，严重时危及母婴生命。

临床上始基子宫、幼稚子宫、双子宫、双角子宫、单角子宫、残角子宫通常是不做处理的，纵隔子宫应根据纵隔类型并结合患者病史，决定是否行手术治疗，手术方

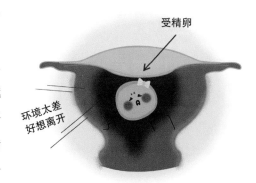

受精卵

环境太差好想离开

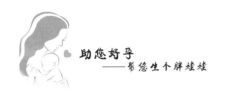

式为在宫腹腔镜下行纵隔切除术。

80 子宫畸形需要试管助孕吗？

子宫畸形并不是行试管助孕的指征，行试管助孕的患者应注意妊娠后由于子宫畸形所引起的流产、早产等风险。

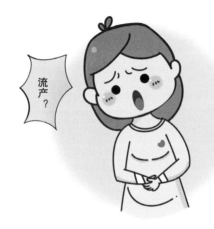

参考文献

［1］谢幸，苟文丽．妇产科学［M］．8 版．北京：人民卫生出版社，2013.

［2］子宫输卵管造影中国专家共识［J］．中华介入放射学电子杂志，2018，6（03）：185-187.

［3］李慧，段爱红，张立芳，等．输卵管通液与子宫输卵管造影在输卵管通畅性诊断中的对比研究［J］．中国妇幼保健，2017，32（20）：5153-5156.

［4］郑兴邦，关菁．子宫输卵管造影的图像解读［J］．中国实用妇科与产科杂志，2019，35（01）：77-80.

［5］林小娜，黄国宁，孙海翔，等．输卵管性不孕诊治的中国专家共识［J］．生殖医学杂志，2018，27（11）：1048-1056.

［6］宋颖，李蓉．多囊卵巢综合征中国诊疗指南解读［J］．实用妇产科杂志，2018，34（10）：737-741.

［7］中华医学会妇产科学分会．宫腔粘连临床诊疗中国专家共识［J］．中华妇产科杂志，2015，50（12）：881-887.

［8］张师前，于浩．年轻早期子宫内膜癌保留生育功能治疗［J］．中国实用妇科与产科杂志，2017，33（5）：485-461.

［9］Marschalek J, Ott J, Husslein H, et al. The impact of GnRH agonists in patients with endometriosis on prolactin and sex hormone levels: a pilot study.［J］. Eur J of ObstetGynecolReprod Biol, 2015, 195: 156-159.

［10］张少娣，耿嘉瑄，路锦，等．促性腺激素释放激素激动剂降调节方案对子宫内膜容受性的研究进展［J］．中华生殖与避孕杂志，2017，37（8）：675.

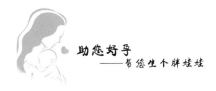
［11］梁毓，兰永连，李颖，等．子宫内膜异位症对体外受精－胚胎移植助孕结局影响的相关因素分析［J］．中国优生与遗传杂志，2018，26（08）：116-117.

［12］张琬琳，王晓红．子宫内膜异位症相关不孕诊治指南解读［J］．实用妇产科杂志，2018（5）.

［13］陈子江．生殖内分泌学［M］．北京：人民卫生出版社，2016.

［14］标准·方案·指南——成人甲状腺功能减退症的诊治指南推荐要点［J］．中国全科医学，2018，21（01）：122.

［15］兖娜娜，杨菁．复发性流产的治疗进展［J］．中华生殖与避孕杂志，2018，38（11）：951-956.

［16］李洁.2016年中国"复发性流产诊治的专家共识"与2017年欧洲"复发性流产诊治指南"的解读［J］．实用妇产科杂志，2018，34（11）：822-825.

［17］姜海韵，徐慧军．血栓前状态所致复发性流产中西医治疗的研究进展［J］．中医药临床杂志，2018，30（08）：1571-1574.

［18］刘奇志，高瑞花，陈碧晖．不同类型子宫畸形及手术治疗对生育能力及妊娠结局的影响［J］．生殖与避孕，2015，35（12）：840-845.

第二部分

男性不育篇

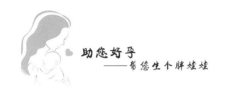

1 什么是男性不育症？

育龄夫妻之间有正常性生活，未采取避孕措施 1 年以上，因为男方因素导致配偶未能怀孕的称为男性不育症。

2 精液的组成是什么？

正常精液是一种黏稠的液体混合物，由精子和精浆组成，精浆占精液体积的 99% 以上。精子由睾丸产生，在附睾内成熟，通过输精管道输出。精浆主要是前列腺、精囊腺和尿道球腺等附属腺体分泌的混合液，还包括少量睾丸液、附睾液等。精浆中除了含有大量水、果糖、蛋白质和多肽外，还含有多种机制糖类（如葡萄糖）、酶类（如前列腺素）、无机盐和有机小分子，可为精子提供营养和能源。

3 引起男性不育的常见精子质量异常有哪些？精子质量低下时应做哪些相关检查？

精子质量异常是引起男性不育最常见的病因，它主要表现在每次排精的精子数量、精子的活动能力、精子形态等方面。常见的精子异常有以下几种：弱精子症、少精子症、无精子症、畸形精子症等。

精子质量低下时应做以下相关检查：

⊙ 病原微生物检测：支原体、衣原体、淋球菌等；

⊙ 白细胞测定；

⊙ 精子功能检测；

⊙ 免疫学检查：混合抗球蛋白反应试验（MAR）；

⊙ 内分泌检测；

⊙ 生殖系统彩超。

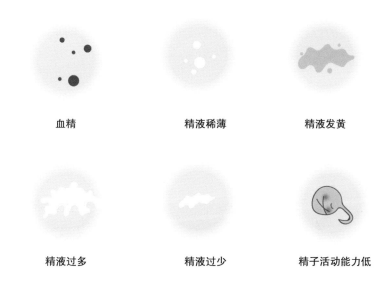

血精　　　　　　　　精液稀薄　　　　　　　精液发黄

精液过多　　　　　　精液过少　　　　　　精子活动能力低

4 采集精液标本时应该注意什么？

精液采集时应注意以下几点：

⊙ 禁欲 2～7 天，尽量不超过 7 天；

⊙ 最好在医院取精室留取标本，尽量不使用含有杀精剂的避孕套或性交中断取精，以免影响化验结果；

⊙ 采集的标本应为全段精液，并盛放于广口容器内；

⊙ 如不能在医院内采集，精液标本应在保温状态下 30 分钟内送到实验室，并告知实验室人员取出标本具体时间；

⊙ 如果精液分析结果有明显异常者，建议患者在两周内复查 2～3 次精液。

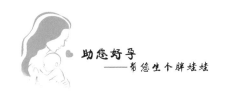
5 畸形精子率过高会不会生下畸形孩子？

很多患者发现精子畸形率过高时，在治疗期间一直避孕，其实是没有必要的。畸形精子一般不会导致胎儿畸形，因为精子和卵子结合之前，有一个优胜劣汰的过程，期间大部分的畸形精子会被淘汰出局，从而保证最好的精子和卵子结合。

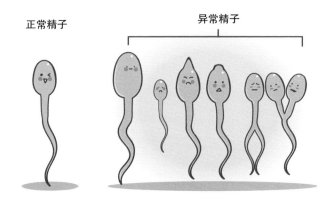

正常精子　　异常精子

6 精液分析检查正常，配偶一定能怀孕吗？

精液分析是男性生育力是否正常的初步判断，但它不能直接表明精子的受精能力是否正常，因此在常规检查的基础上，还应该做精子功能检测。

7 腮腺炎会影响生育吗？

病毒性腮腺炎合并睾丸炎时会引起睾丸生精功能严重破坏，从而影响精子质量，导致不育。因为腮腺炎病毒对睾丸组织有很强的亲和力，容易通过

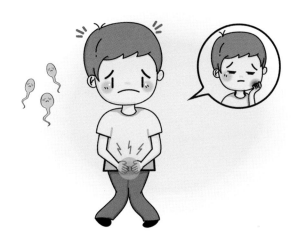

睾丸屏障到达睾丸引起睾丸炎，从而损伤生精细胞，导致生精功能下降。

8 无精子症患者还能生育吗？

无精子症分为梗阻性无精子症和非梗阻性无精子症。其中梗阻性无精子症患者可根据相关检查后确定梗阻部位行手术治疗或附睾/睾丸穿刺取精行试管助孕实现生育。而非梗阻性无精子症患者多数只能通过供精辅助生殖技术获得后代。

9 不育症的治疗周期一般是多长时间？治疗过程中该不该避孕？

不育症的治疗周期比较长，一般是2～3个月。因为精原细胞分裂增殖为初级精母细胞，随后初级精母细胞开始减数分裂为次级精母细胞、精子细胞、精子。而精子细胞，是没有分裂活性的圆形细胞。次级精母细胞经

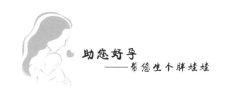
过复杂的显著变化转变为不同长度的精子细胞和精子。其中第一次分裂前期大概持续 1～3 周，而除此之外的第一次分裂的机制阶段和第二次分裂在 1～2 天之内完成。

生精上皮按照程序成功完成每一个发育阶段称为生精上皮周期，每个周期大约需要 16 天，人类的精子发育到成熟必须经过 4 个周期，因此一个生精周期至少要 64 天左右。因此接受药物治疗的患者千万不要着急，一定要按疗程治疗。

精子的生成过程

精子的生成过程：精原细胞——初级精母细胞——次级精母细胞——精子细胞——精子

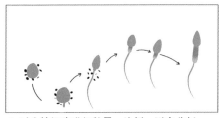

1. 对生精细胞进行数量、比例、形态分析

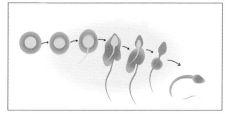

2. 确定睾丸生精发育停止在哪一阶段

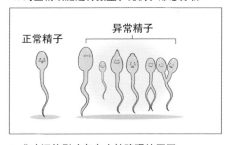

3. 准确评估影响睾丸生精障碍的原因

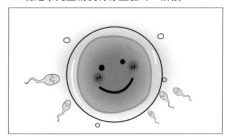

4. 对症对因制定诊疗方案，快速怀孕

男性不育症患者治疗的最终目的是使配偶怀孕。男方出现精子质量下降所导致的不育只是相对的，它只是使配偶怀孕的概率降低而已，药物治疗的目的就是为了提高精子质量，使得配偶尽快受孕。因此在服用药物治疗时，只要不是医生特意指出需要避孕时，患者应在服药治疗期间正常性生活。

10 精液液化异常会引起男性不育吗？出现精液液化异常应注意什么？

精液在排出体外约 15 分钟出现液化，一般不超过 60 分钟，只有液化的精子才能够有足够的运动能力与卵子结合。如果精液超过 60 分钟仍没有液化或液化不完全者，临床上称为精液液化异常，其会限制精子的运动，导致精子和卵子不能相遇从而引起不育。精液液化异常临床上多见于前列腺功能异常者。

出现精液液化异常，应严格遵守医嘱，适当锻炼身体；改变不良嗜好，如抽烟喝酒及吃辛辣刺激食物；不要久坐，少骑行；多吃富含维生素 C 和锌的食物；积极乐观地配合药物治疗。

11 精液量的多少会引起男性不育吗？

一般而言，男性每次射出的精液量应该是 1.5 毫升以上，小于 1.5 毫升称为少精液症。精液量过少不能形成精液池，使得女性宫颈不能浸入，导致精子无法经过宫颈进入宫腔，影响输卵管与精子见面，从而导致不育。但是精液量也不是越多越好，如果精液量大于 8 毫升，则为多精液症。精液量过多会导致精子的浓度降低，使得受孕概率下降。

12 精索静脉曲张的不育症患者必须手术吗？

精索静脉曲张是导致男性不育的常见原因之一，我们应该明确曲张对不育的影响究竟有多大，根据患者病情及配偶的生育能力做出相应的治疗

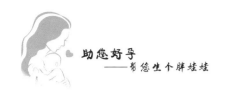

方案，并不是所有的精索静脉曲张患者必须进行手术治疗。

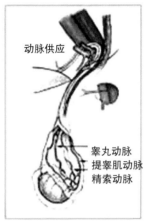
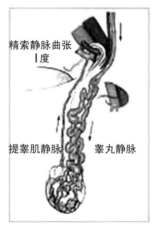
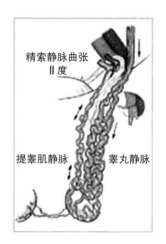

13 男性不育症的基本治疗原则是什么？

- ⊙ 配偶的年龄将决定治疗方案；
- ⊙ 综合治疗与个性化相结合；
- ⊙ 经验性治疗的广泛应用；
- ⊙ 循序渐进的治疗措施；
- ⊙ 夫妻同治原则。

14 什么是供精人工授精？供精人工授精的适应证有哪些？

供精者人工授精 (artificia insemination with donor, AID) 又称异源人工授精，是通过非性交的方法，于适宜的时间将供精者的精子置入女性生殖道内，以达到受孕目的一种辅助生殖技术。对某些不可恢复性或无法治疗的男子不育症的夫妇来说是一种不可缺少的治疗方法。

供精人工授精的适应证包括：①睾丸性无精子症，②男方和（或）家族有不宜生育的严重遗传性疾病。

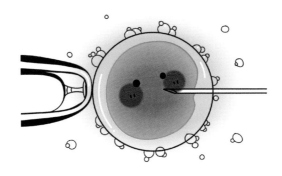

15 什么是免疫性不育？

正常的情况下，睾丸中血睾屏障的存在，使得男性的精液不和血液接触，因此男性血液系统中的免疫系统不能够对男性精液产生危害，然而当血睾屏障因为某些因素被破坏时，则会使得自身的免疫系统对精液中的抗原产生免疫反应，从而使精子的正常形态及功能被免疫系统破坏，导致男性不育。

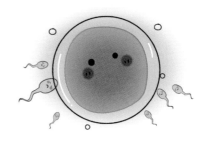

16 精子的发生调控机制是什么？

男性生殖功能是由下丘脑、垂体和睾丸组成的三级组织结构组成的生殖轴来调控的，下丘脑和垂体均能产生促使下一级组织分泌促性腺激素释

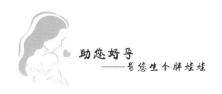
放激素（GnRH），GnRH 可刺激促性腺物质的分泌活性。垂体促性腺物质分泌的两种促性腺素是黄体生成素（LH）和卵泡刺激素（FSH）。这两种促性腺素进入血流并且到达睾丸，LH 通过刺激睾丸间质细胞合成睾酮，而 FSH 通过刺激生精上皮支持细胞促进精子发生。睾酮的分泌量和生精的频率由睾丸与上位生殖轴之间的负反馈网络来协调。睾酮和其代谢产物，即雌二醇通过 GnRH 神经元和促性腺物质抑制分泌活动。

睾酮可以抑制 LH、FSH 的分泌。对于 FSH，抑制素 B 是更为重要的调节物质。LH 促进睾丸间质细胞合成睾酮，FSH 则控制支持细胞的调节精子生成作用。睾酮在睾丸间质中的作用对于精子发生过程也十分重要。

17 不动精子一定死了吗？

在精液的常规分析中，有两个十分重要的项目，一个为精子存活率和死亡率，另一个为精子活动力。患者常常将精子死亡率与不动精子数相混淆。判断精子是否死亡，需要进行精子染色，常用的为伊红染色法，死亡的精子细胞膜破裂，内容物释出，与伊红 Y 结合，故被染成红色；活精子不被染色。因此认为不动的精子就是死精子，这是不对的。举个例子，比如一个人躺在床上睡着了，此时他不动，但能说他死了吗？精子也是如此，死精子不动，但不动的不一定都是死精子，它有可能还活着，只是运动功能丧失罢了。

18 什么是克氏综合征？什么是卡尔曼综合征？两者有什么区别？

克氏综合征和卡尔曼综合征是临床上无精子症患者最为常见的两种发

病原因。其中克氏综合征（Klinefelter syndrome）又称先天性睾丸发育不全综合征，是典型的由于性染色体异常引起的遗传性疾病。其主要特征为男性不育、身材高大、睾丸发育较小。外周血淋巴细胞染色体核型以 47，XXY 最为典型。而卡尔曼综合征（Kallmann syndrome）则是一种先天性中枢神经系统疾病，又称低促性腺激素型性腺功能减退症，多同时伴有嗅觉障碍，由于性腺和性器官的发育障碍，表现为阴茎小、睾丸小。

两者最大的区别在于性激素水平的差异：克氏综合征主要表现为高促性腺激素，即 FSH、LH 高出正常值数倍，而卡尔曼综合征则表现为低促性腺激素，FSH、LH、T 均明显偏低。

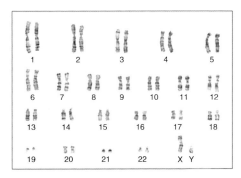

正常男性

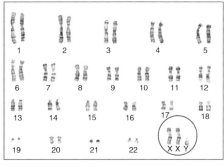

克氏综合征患者

19 什么是 Y 染色体微缺失？

Y 染色体微缺失是仅次于克氏综合征的第二位导致男性不育的重要遗传因素。Y 染色体上存在无精子因子，影响精子生成，并且由于基因位点过于微小，常规方法无法判断，称为 Y 染色体微缺失。其形成机制是回文和重复序列间发生非等位同源重组，导致不同的 Y 染色体结构变化而造成的。

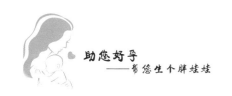

一般分为AZFa、AZFb、AZFc区和AZFbc的缺失，以AZFc区缺失最为常见。

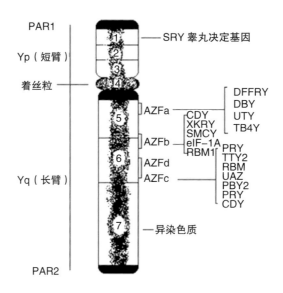

20 氧化应激对精子有哪些影响？

男性精液中活性氧（ROS）主要包括过氧化氢（H_2O_2）、过氧化阴离子（又称超氧阴离子，O^{2-}）、羟自由基（–OH）、活性氮类（NO）等。当某些

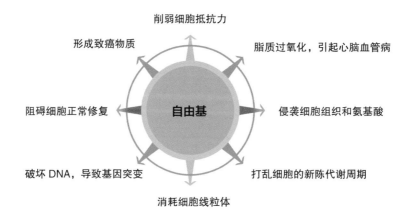

因素打破上述活性氧系统与抗氧化系统平衡时，就会发生系列精子、精浆的损害，包括破坏细胞的 DNA、蛋白质和脂类，使细胞基因、结构及功能受损，甚至导致细胞死亡，主要常见的损害包括对精子膜脂质、精子线粒体、精子 DNA，以及对蛋白质及运动功能等的损害。

21 哪些患者需要用芳香化酶抑制剂治疗？

许多男性不育症因病因不详而被归为特发性因素，特发性男性不育症患者均表现为体内睾酮（T）水平下降、雌二醇（E_2）水平上升、T/E_2 失调和生精功能障碍等。芳香化酶在男性体内雄激素转化为雌激素的过程中发挥关键作用，以枸橼酸他莫昔芬、来曲唑、阿那曲唑为代表的芳香化酶抑制剂可有效抑制芳香化酶活性，从而降低 E_2 水平、提升睾酮与促性腺激素水平，提高 T/E_2，改善生精功能，对提高不育症自然妊娠率与人工辅助生殖的成功率具有重要意义。大样本的随机对照临床试验进一步明确其在男性不育症治疗中的地位，现如今芳香化酶抑制剂已成为男性不育症的常规治疗药物。

22 如何解读男性性激素化验单？

男性性激素检查包括卵泡生成激素、黄体生成激素、雌二醇、睾酮、泌乳素等指标。

卵泡刺激素（FSH），又称促卵泡生成素，由脑垂体分泌，其功能是促进睾丸曲细精管的成熟和精子的生成。FSH 对睾丸的生精功能起决定性作用。

黄体生成素（LH）是由腺垂体嗜碱粒细胞分泌的物质。当 LH 与 FSH 联合检测时，可以鉴别原发性或继发性睾丸功能低下，也可鉴别青春期前

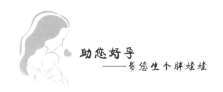

儿童真性早熟或假性早熟。

雌二醇（E_2）主要促进和维持女性生殖器官发育及第二性征出现。与男性睾丸癌、女性综合征、心肌梗死、肝硬化和肥胖症等有关。

泌乳素（PRL）是一种多肽激素，也叫催乳素，是脑垂体所分泌激素中的一种。泌乳素水平与男性性功能及生精功能有密切关系。

睾酮（T）又称睾丸素或睾丸酮，是一种类固醇荷尔蒙，由男性的睾丸分泌，肾上腺亦分泌少量睾酮。其功能是具维持肌肉强度及质量、维持骨质密度及强度、提神及提升体能等。睾酮增高可导致男性性早熟、肾上腺皮质增生、肾上腺皮质肿瘤、睾丸肿瘤、睾丸女性化综合征、特发性多毛症等。睾酮降低可导致 21- 三体综合征、尿毒症、肌强直营养不良征、肝功能不全、隐睾症等。

23 不育症患者如何选择合适的助孕方式？

对于结婚时间较短、夫妻双方孕前检查无明显异常者应鼓励患者检测排卵 + 指导同房，自然受孕。若结婚时间较长且男女均存在不同程度的检查异常，可建议选择辅助生殖技术。但选择助孕方式时应遵循降级原则，即能自然怀孕不人工授精，能人工授精不试管婴儿。

24 什么是早泄？病因有哪些？

早泄（prospermia）是最常见的射精功能障碍，以性交之始即行排精，甚至性交前即泄精，不能进行正常性生活为主要表现，发病率占成年男子的 1/3 以上。

早泄的病因不只是心理性和阴茎局部性因素，还应考虑泌尿、内分泌及神经等系统疾病因素。引起早泄的心理性因素很多，如许多人因种种原因害怕性交失败、情绪焦虑，而陷入早泄；年轻时惯手淫自慰者，总以快速达到高潮为目的；性知识缺乏，仅以满足男性为宗旨；夫妻不善于默契配合；感情不和，对配偶厌恶，有意或无意的施虐意识；担心性行为有损健康，加剧身体的某些固有疾病；性交频度过少或长时间性压抑者；以及女方厌恶性交，忧心忡忡，迫于要求快速结束房事等。凡此种种，皆可导致早泄，甚至出现连锁反应，影响勃起能力。

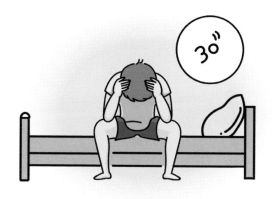

25 什么是阴茎勃起功能障碍？病因有哪些？

勃起功能障碍（ED）是最常见的一种男性性功能障碍，指阴茎持续不能达到或维持足够的勃起以完成满意性生活的状态，病程3个月以上。

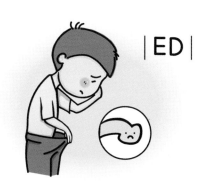

阴茎勃起功能障碍的病因有以下几点：

（1）精神心理性ED：指紧张、

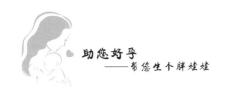

压力、抑郁、焦虑和夫妻感情不和等精神心理因素所造成的勃起功能障碍。如日常夫妻关系不协调、性知识缺乏、不良性经历、生活工作或经济压力、对媒体宣传的误读误解、对疾病和处方药副作用的恐惧所致的焦虑和抑郁性心理障碍、环境因素等；精神性疾病也是诱发 ED 的常见病因之一，患者精神性疾病症状的严重程度与功能障碍均呈正相关。

（2）器质性 ED：表现为阴茎任何时候都不能勃起，既不能在性兴奋时勃起，在睡梦中和膀胱充盈时，也无自发性勃起。

（3）功能性 ED：有自发的勃起，但同房勃起又失败。通常又根据其具体原因，把它分为如下几种：

⊙ 神经性 ED：大脑中枢的病变、损伤和脊髓的病变、损伤；

⊙ 血管性 ED：阴茎的血液供应非常充足，阴茎部血管可分为阴茎深动脉、浅动脉，阴茎深部静脉和浅静脉等，且有些血管为了适应阴茎勃起的需要，尚具有特殊结构；

⊙ 内分泌性 ED：因一些病变致使性激素尤其是雄激素水平降低或缺乏而引起的 ED；

⊙ 药物性 ED：因服用某些药物而导致的 ED，如抗精神病药氯丙嗪、安定；抗高血压药利血平，以及抗溃疡药西咪替丁和利尿药螺内酯等。

（4）混合性 ED：指精神心理因素和器质性病因共同导致的勃起功能障碍。此外，由于器质性 ED 未得到及时的治疗，患者心理压力加重，害怕性交失败，使 ED 治疗更加趋向复杂。

26 肥胖会导致阴茎勃起功能障碍吗？

肥胖对男性健康有着极大的危害，肥胖者不仅易患糖尿病、高血压、冠心病等疾病，甚至可以导致男性阴茎勃起功能障碍。肥胖可以引起体内雌激素分泌升高，从而引起勃起功能障碍。

27 勃起功能障碍和不育症有关吗？

勃起功能障碍和不育症虽然是两种不同的疾病，但也有关联，主要是以下两个方面：一是重度 ED 患者无法完成正常的夫妻生活导致无法怀孕；二是 ED 与不育症有着共同的病因，如雄激素明显低下，造成 ED，使患者难以过夫妻生活，也造成了精子异常，可能合并有精子少或无精症。

28 射精疼痛是怎么回事？应该如何治疗？

射精疼痛是指射精时阴茎、尿道会阴部或下腹部出现的阵发性疼痛。多数射精疼痛是由于生殖系感染，如前列腺炎、精囊炎引起的。

射精疼痛病因较多，应根据不同病因对症治疗，如为心理因素引起的射精疼痛，就要向患者讲解心理因素诱发射精疼痛的原因，使患者有正确认识，克服不良情绪，树立信心，彻底消除患者因射精疼痛产生的焦虑、紧张与恐惧等精神因素；若因性交过频等引起生殖器过度"工作"而导致的射精疼痛，则要相应注意房事，量"力"而行，生活有规律；若为生殖系统炎症，就要采用抗感染治疗。

29 什么是不射精症？如何治疗？

不射精症是指阴茎能正常勃起和性交，但是不能射出精液，或是在其他情况下可射出精液，而在阴道内不射精，因此无法达到性高潮和获

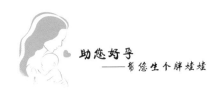
得性快感。不射精症会引起男性不育症，影响夫妻感情，甚至导致家庭破裂。

治疗不射精症主要分为心理及性教育治疗、性行为治疗、药物治疗、物理治疗（机械或电刺激诱发射精）、手术治疗，以及中医治疗等方法。对于有明确病因引起者，及时治疗原发病是治疗的首要因素。

30 什么是逆行射精？如何治疗？

逆行射精是指性交时能达到性高潮且有射精感，但无精液从尿道排出，性交后尿液中有精子和果糖，即精液逆行流入膀胱内。逆行射精主要是由于膀胱颈不能关闭或尿道膜部阻力过大所致。

目前临床上没有治疗逆行射精的特效药，有些主张手术治疗，但效果不佳。逆行射精患者多采取碱化尿液后收取尿液中的精子进行辅助生殖技术助孕治疗。

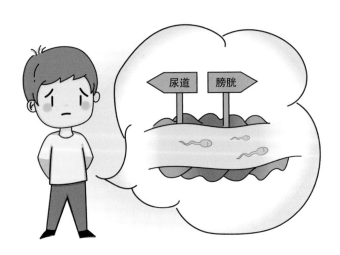

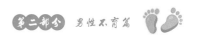

31 什么是前列腺炎？前列腺炎为什么会导致不孕？

前列腺炎（prostatitis）是指由多种复杂原因引起的，以尿道刺激症状和慢性盆腔疼痛为主要临床表现的前列腺疾病。前列腺炎是泌尿外科的常见病，在泌尿外科 50 岁以下男性患者中占首位。前列腺炎会导致生精管道的炎症反应，影响生精环境，从而引起精子活动力下降。此外前列腺炎会导致前列腺分泌的液化酶减少，导致精液液化异常。

32 慢性前列腺炎的症状有哪些？

慢性前列腺炎多有疼痛和排尿异常等。不论哪一类型的慢性前列腺炎都可表现为相似的临床症状，统称为前列腺炎症候群，包括盆骶疼痛、排尿异常和性功能障碍。盆骶疼痛表现极其复杂，疼痛一般位于耻骨上、腰骶部及会阴部。排尿异常表现为尿频、尿急、尿痛、排尿不畅、尿线分叉、尿后沥滴、夜尿次数增多、尿后或大便时尿道口流出乳白色分泌物等。前列腺炎偶尔并发性功能障碍，包括性欲减退、早泄、射精痛、勃起减弱及阳痿。

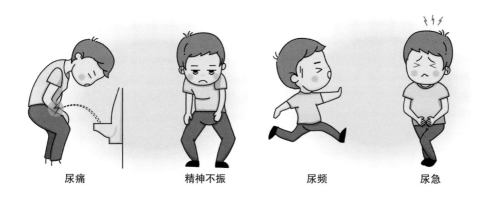

尿痛　　　　　　精神不振　　　　　　尿频　　　　　　尿急

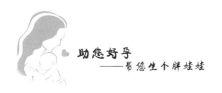
33 慢性前列腺炎会出现哪些并发症？

⊙ 精囊炎；

⊙ 附睾炎；

⊙ 精液液化异常；

⊙ 神经官能症。

34 哪些人容易患慢性前列腺炎？如何预防？

以下人群容易患慢性前列腺炎：

⊙ 性生活不正常：性生活过频、被迫中断，或过多的手淫等；

⊙ 骑自行车、骑马、长时间久坐者；

⊙ 长期饮酒者；

⊙ 病原微生物感染者。

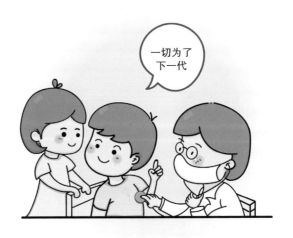

预防慢性前列腺炎应该做到以下几点：

⊙ 生活规律：早睡早起，适当锻炼身体；

⊙ 饮食规律：少吃辛辣刺激食物，忌饮酒；

⊙ 性生活规律：根据自己的年龄、体质状况，来决定自己的性生活频度；

⊙ 工作规律：避免长期久坐，建议久坐工作者坐一两小时以后，用五六分钟时间起来活动，使骨盆底的血脉向上流动，这会有好处。

35 男性孕前检查有哪些？

（1）实验室检查：肝功能（谷丙转氨酶）、乙型肝炎血清学五项检测、优生四项（风疹病毒 IgG 抗体测定、弓形虫 IgM 和 IgG 抗体测定、巨细胞病毒 IgM 抗体和 IgG 抗体测定、单纯疱疹病毒）、梅毒螺旋体筛查、艾滋抗体、病原微生物检查，精液常规检查、精子形态分析。

（2）心电及影像学检查：心电图、B 超（肝、胆、脾、胰、双肾、膀胱、前列腺）。

（3）特殊检查：染色体（必要时，遵医嘱）。

36 常见的性传播疾病有哪些？

病毒可引起尖锐湿疣、生殖器疱疹、艾滋病等。常见的有单纯疱疹病毒、人乳头瘤病毒、传染性软疣病毒、巨细胞病毒、EB 病毒、肝炎病毒、艾滋病病毒等。

⊙ 衣原体可引起性病性淋巴肉芽肿、衣原体性尿道炎 / 宫颈炎。主要是各种血清型的沙眼衣原体；

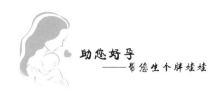
⊙ 支原体可引起非淋菌性尿道炎，包括解脲支原体、人型支原体。可引起梅毒的致病微生物为梅毒螺旋体；

⊙ 细菌可引起淋病、软下疳。常见的有淋病奈瑟球菌、杜克雷嗜血杆菌、肉芽肿荚膜杆菌、加特纳菌、厌氧菌等；

⊙ 真菌可引起外阴阴道念珠菌病。致病微生物主要为白色念珠菌；

⊙ 原虫和寄生虫可引起阴道毛滴虫病、疥疮、阴虱病等。这些病原体广泛存在于自然界，在适宜的温度下生长繁殖而发病。

37 非淋菌性尿道炎和淋病有什么区别？

非淋菌性尿道炎与淋病区别主要在于以下几点：

⊙ 病原体：非淋菌性尿道炎的病原体是沙眼衣原体和支原体、白色念珠菌、阴道毛滴虫等，而淋病的病原体是淋病奈瑟球菌；

⊙ 临床症状：非淋菌性尿道炎的分泌物呈乳白色，以慢性尿道炎的形式表现出来；淋病的开始症状是自尿道口流出大量黄色脓性分泌物，以急性尿道炎的形式表现出来。

38 支原体为什么会导致男性不育、胎停育及流产？

支原体经尿道感染后患者可出现尿道炎症状，并可继发慢性前列腺炎。支原体还继续感染精道、精囊和睾丸，影响精子和精液的质量引起不育。

⊙ 干扰精子运动：支原体感染精子后，常常附着在精子的头部和尾部，使整个精子挂满了大小不等的附着物，导致精子泳动无力，互相缠绕，引起不育；

⊙ 精子畸形率增加：支原体感染导致精子畸形率增加是造成不育的另一特征；

⊙ 破坏生精细胞：睾丸的曲细精管中有大量生精细胞，这些生精细胞经过发育繁殖形成精子。当支原体从尿道、前列腺等部位进入睾丸曲细精管后，会破坏生精细胞，导致不育。

39 什么是精子 DNA 碎片？哪些人应该行精子 DNA 碎片化检测？

（1）精子 DNA 碎片化检测是一个关于精液质量的检测过程。精子 DNA 碎片化程度被认为是一个新的评价精液质量和预测生育能力的指标。精子 DNA 碎片化程度反映精子遗传物质的完整性，精子 DNA 发生碎片化会对生育产生负面影响，造成男性不育和反复流产。

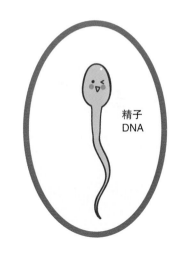

精子
DNA

（2）下列人员应行精子 DNA 碎片化检测：不育症患者（无精症患者除外）；习惯性流产、胚胎停育患者的配偶；有不良生育史患者的配偶；为了优生自愿做检查者。

40 哪些人应该行染色体核型分析？

⊙ 生育障碍：在不育症、不孕症、复发性流产和畸形胎儿史等有生育异常的夫妇中至少有 7%～10% 是染色体异常的携带者，有这些临床问题的

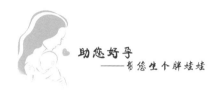

夫妇应该双方都进行染色体核型检查；

⊙ 性发育异常：女性原发性或继发性闭经；男性睾丸发育不良，严重少弱精或无精子症；性腺发育不良；卵巢早衰；外生殖器两性畸形者；

⊙ 先天性多发性畸形：临床上以多发性畸形和智力低下为主要特征，同时常伴有多个临床特征；

⊙ 恶性肿瘤：染色体畸变可能导致恶性肿瘤，如在慢性粒细胞白血病患者中，大约95%的患者染色体检查出现费城染色体（Ph 染色体），成为诊断依据和作为疗效和愈后的参考指标；

⊙ 接触过有害物质者：辐射、化学药物、病毒等可引起染色体的断裂，畸变发生在体细胞可引起相应的疾病，如肿瘤；畸变发生在生殖细胞可引起流产、死胎、胎儿畸形等；

⊙ 试管婴儿治疗前：染色体检查目前在试管婴儿治疗前列为建议筛查项目，对提供试管婴儿成功率、减少流产发生和出生缺陷具有重要意义。

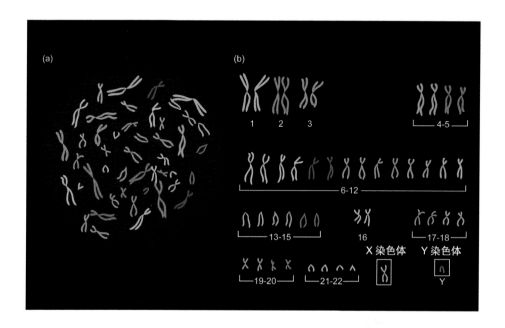

参考文献

[1] 刘瑜，陈晓兰，吴文苑，等. 精液标本采集质量控制方法与应用评价 [J]. 中国男科学杂志. 2009（05）.

[2] 刘睿智，武婧，王瑞雪. 畸形精子症分子遗传学机制研究进展 [J]. 中华男科学杂志. 2013（12）.

[3] 许先有，陈震，刘佳，等. 流行性腮腺炎并睾丸炎致男性不育的诊治现状 [J]. 临床误诊误治. 2010（S1）.

[4] 郭应禄. 男性生殖医学 [M]. 北京大学医学出版社，2016.

[5] 熊承良. 人类精子学 [M]. 湖北科学技术出版社，2002.

[6] 王晓峰. 中国男科疾病诊断治疗指南 [M]. 人民卫生出版社，2013.

[7] 世界卫生组织人类精液检查与处理实验室手册 [M]. 人民卫生出版社，2011.

[8] 秦国政. 精索静脉曲张性不育论治对策 [J]. 2016（04）.

[9] 李宏军. 治疗男性不育基本原则 [N]. 健康报，2011.

[10] 付建华，林秀英，芦小单，等. 抗精子抗体检测与免疫性不孕间关系的探讨 [J]. 中国妇幼保健. 2014（26）.

[11] 李泽廷，桂耀庭，蔡志明. 精子发生中几个关键基因的研究进展 [J]. 国际泌尿系统杂志. 2006（02）.

[12] ElfatehF, RulinD, XinY, et al. Prevalence and patterns of Y chromosome microdeletion in infertile men with azoospermia and oligzoospermia in Northeast China. Iran J Reprod Med. 2014.

[13] 夏雨果，陈秋，汤志梅，等. 氧化应激产物 MDA 与生育力和精子参数相关性的 Meta 分析 [J]. 海南医学. 2018（09）.

[14] 王海，李宏军. 芳香化酶抑制剂及其在男科领域的应用 [J]. 中国男

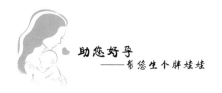
科学杂志.

[15] 夏佳东,戴玉田.早泄神经生物学发病机制的研究进展 [J].中华男科学杂志.2014(12).

[16] ShridharaniAN, Brant WO. The treatment of erectile dysfunction in patients with neurogenic disease. TranslAndrolUrol. 2016.

[17] 裴峰,罗倩,吕文静,等.慢性前列腺炎对男性精液质量的影响 [J].中国生育健康杂志.2018(03).

[18] 孙方臻,孙鹿希,黄秀英,等.中国优生及辅助生殖的挑战与出路 [J].第二军医大学学报.

[19] 夏家辉.医学遗传学 [M].人民卫生出版社,2004.

[20] 黄国宁.体外受精－胚胎移植实验室技术 [M].人民卫生出版社,2012.

第三部分
辅助生殖技术篇

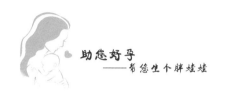
一、人工授精助孕

什么是人工授精？人工授精适应证及禁忌证有哪些？

人工授精是指采用非性交方式将优化好的精液递送到女性生殖道来达到生育目标的一系列技术。根据精液来源分为夫精人工授精（AIH）（自己配偶的精子）和供精人工授精（AID）（精子库的精子）。宫腔内人工授精是最常用的方法，即将洗涤后的精子悬液通过导管直接注入宫腔内。

输卵管造影显示至少有一侧输卵管通畅，同时存在以下情况之一，可以行人工授精助孕：

⊙ 男性性功能障碍难以完成性生活且精子属于轻度弱精子症或精子质量正常；

⊙ 排卵障碍；

⊙ 子宫内膜异位症（轻－中度）；

⊙ 宫颈性不孕；

⊙ 不明原因的不孕。男女双方相关检查没有发现大的影响生育的问题。

国家卫生健康委员会规定有以下情况之一，不可进行人工授精助孕：

⊙ 男女一方患有严重的精神疾患、泌尿生殖系统急性感染、性传播疾病；

⊙ 患有《中华人民共和国母婴保健法》规定的不可生育的、目前无法进行胚胎植入前遗传学诊断的遗传性疾病；

⊙ 任何一方具有吸毒等严重不良嗜好；

⊙ 任何一方接触致畸量射线、毒物、药物并处于作用期；

⊙ 女方子宫不具备妊娠功能、严重躯体疾病或精神心理疾病不能承受妊娠。

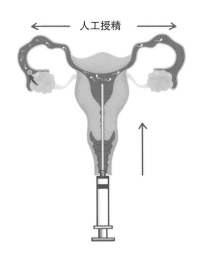

人工授精

② 人工授精妊娠率大概是多少？影响人工授精结果的因素有哪些？

（1）夫精人工授精的成功率为 8%～22%，比起不孕夫妇 100% 的心理预期和试管婴儿 50%～60% 的妊娠率，人工授精确实较低；但比起不孕夫妇试孕 1 年，月月为 0% 的妊娠率还是高了很多。由于人类胚胎有自我淘汰的过程，所以即使是生育力正常的夫妇同房或人工授精也不可能做到 100% 妊娠。

（2）影响人工授精结果的因素除了患者的年龄、不孕年限、卵巢储备功能、受精时机、精液质量、精液标本处理等重要因素外，患者的心理因素也起着巨大作用。

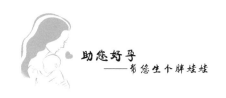
3 人工授精花费包括哪几个部分？人工授精需要花费多长时间？

（1）人工授精花费包括：

⊙ 术前检查费用，夫妻双方选择性进行检查，可以排除禁忌证，选择合适的治疗方案；

⊙ 监测排卵和促排卵药物的费用。有的患者月经周期开始需要使用促排卵药物，并定期行阴道 B 超了解卵泡生长状态，指导用药。由于每个患者的情况不同，促排卵周期的方案及药物使用情况也不同，因而费用会有些不等；

⊙ 手术费用。

（2）一般于前一个月开始检查准备，下个月可以进行。

4 人工授精的孩子是自己的孩子吗？

人工授精的精子来源有两种，一种是男性有生育能力的，可以用自己的精子，这样生出来的孩子是自己的。如果没有生育能力需要用国家人类精子库里的精源，那么这个孩子 DNA 上不是你的。虽然从生物学角度来讲，不是你的骨肉，但从法律及道义上讲，就是你的孩子。所以说，人工授精助孕出生的孩子是自己的孩子。

5 人工授精可以选择胎儿性别吗？

人工授精是不可以选择胎儿性别的。胎儿性别的决定因素主要取决于受精卵中男方的精子携带的是 X 染色体，还是 Y 染色体。携带 X 染色体的精子与卵子结合形成的受精卵所产生的胎儿是女孩，而携带 Y 染色体的精子与卵子结合形成的受精卵所产生的胎儿是男孩，而人工授精是在女方排卵期时，将男方精子在体外优化处理后，注入女方宫腔内，一次注入精子数量是数百万以上，医生不能判定哪条精子能和卵子结合。所以人工授精是选择不了胎儿性别的。

6 人工授精是否会增加流产风险？

普通人群自然流产约占全部妊娠的 15% 左右，且多数为早期流产（妊娠 12 周前）。有文献报道人工授精助孕后流产率为 6.79% ~ 30%。可见人工授精助孕后流产的风险与普通人群相似，人工授精助孕这一技术并不会增加流产的风险，但也不能完全避免妊娠中存在的风险。

7 人工授精前需要做什么检查？

对于做人工授精的夫妇需要进行常规的检查，排除那些有可能影响母婴健康的问题，有的问题需要处理后才能怀孕。笔者医院根据国家卫生健康委员会相关规定而制定的一整套"ART 助孕"前的常规检查，这些项目涵盖了夫妻双方遗传、内分泌、感染、流产风险等方面的筛查，都和辅助生殖的成功和安全有关。

（1）女方检查包括：血常规、血沉、凝血四项、传染病十项、抗心磷脂抗体、优生四项、肝肾功能、血糖、血脂、性激素六项、AMH，甲功六项、CA125、维生素 D、叶酸、尿常规检查，染色体核型分析，ABO 血型和 RH 血型、心电图、白带常规、UU、CT、NG、GV、宫颈细胞学检查（即 TCT）、

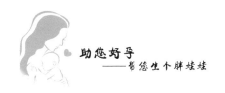
胸片、阴道彩超，乳腺及彩超（肝、胆、脾、胰、肾）等。

（2）男方常规检查：精液分析、精子表面膜抗体、精子 DNA 碎片化程度、UU，CT，NG，GV、染色体核型分析，ABO 血型和 RH 血型、传染病等。

8 什么情况下选择促排卵人工授精助孕？一般用什么促排卵药物？

促排卵人工授精主要适用于月经不规律、排卵障碍患者，前提是至少有一侧输卵管通畅，促排卵的目的是增加其受孕的机会。

常用促排卵药物：枸橼酸氯米芬、来曲唑、尿促性素针等。

9 枸橼酸氯米芬和来曲唑的适应证是什么？

枸橼酸氯米芬是首选促排卵药物，是人工合成雌激素衍生物。其作用机制为：通过作用于全身雌激素受体来解除雌激素对下丘脑 / 垂体的负反馈机制，促进垂体促性腺激素分泌的增加，从而诱发卵泡的生长发育。但有研究发现部分患者具有枸橼酸氯米芬抵抗现象，受孕率不高，限制了枸橼酸氯米芬的临床应用。

来曲唑通过抑制芳香化酶活性来阻断雌激素的合成，有效降低患者体内的雌激素水平；同时可以解除对下丘脑－垂体的负反馈抑制，促进内源性促性腺激素分泌的增加，刺激卵泡发育成熟。来曲唑还可以通过抑制芳香化酶活性在卵巢水平阻断雄激素向雌激素转化，从而实现卵巢内雄激素的暂时蓄积，雄激素又会刺激 IGF-1 表达的增强，提高 IGF-1 因子对卵巢激素的反应性，起到显著的促卵泡发育成熟效果。

两者作用原理不一样，但是结果是一样的，适用人群也是一样的，一般会首先选择枸橼酸氯米芬，因为它比较经济实惠，若效果不好可改用来曲唑，两者都可以结合人绝经期促性腺激素（HMG）。其适用范围：排卵障碍，如 PCOS、无优势卵泡发育，小卵泡排卵及曾有 LUFS 病史。一般遵循先简单后复杂、先低效后强效、先低成本后高成本的原则。

10 宫颈柱状上皮异位影响怀孕，我想尽快怀孕怎么办？

轻度的宫颈柱状上皮异位是不会影响妊娠的，当发生中度和重度宫颈柱状上皮异位后，宫颈分泌物明显增多，质地黏稠，含有大量白细胞，炎性细胞具有杀精作用，并且影响了精子的前向运动，妨碍精子进入宫腔，影响受孕。如患者为重度宫颈柱状上皮异位，不孕时间在 1 年以上，输卵管通畅且男方精液可，建议患者进行人工授精助孕。

11 宫外孕开窗取胚术后，做子宫输卵管造影提示输卵管通而欠畅，做人工授精再次宫外孕的概率大吗？

输卵管开窗取胚术会不同程度损伤输卵管结构，同时会影响输卵管蠕动功能，这种情况下做人工授精仍然有发生宫外孕的可能且妊娠率较低。建议患者可选择非患侧排卵时行人工授精助孕，避免再次发生宫外孕。

12 男方性功能障碍，适合行人工授精助孕治疗吗？

性功能障碍分类较多，做人工授精还是试管需要看精子质量。男性患

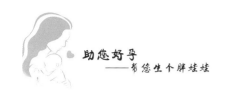

有性功能障碍问题的可手淫取精，且精子质量好的患者是可以通过人工授精技术助孕的。如果精液很差就需要行试管助孕了。因此，男性有性功能障碍选择人工授精与试管婴儿助孕需要根据个人精液质量而定。患者最好听从医生建议，医生会把握每个人的适应证，选择合理的方案。

13 做人工授精，生双胞胎机会是否增加？

自然周期人工授精，生双胞胎的概率与自然妊娠相同。促排卵周期如果有多卵泡发育时，双胞胎概率会增高。故在促排周期中应尽量诱导单个卵泡发育和排卵，预防多胎妊娠的发生。

14 人工授精和试管助孕的区别？

（1）适应证不同：

人工授精用于男性轻度少弱精症、精液液化异常、性功能障碍、生殖器畸形等不育因素；女性因宫颈黏液分泌异常、生殖道畸形及心理因素及排卵障碍导致性交困难等不育因素；免疫性不育或原因不明的不育症。

试管婴儿适用于输卵管性不孕症、排卵障碍、子宫内膜异位症、男性因素等不孕不育症患者，通过其他的常规治疗之后仍然无法妊娠的夫妻。

（2）方法不同：

人工授精是指将男性精液经处理后用人工方法注入女性生殖道内，以取代性交使女性妊娠的方法。

试管婴儿指分别将卵子、精子取出后，使其在实验室内受精，即用人工方法让卵子和精子在体外受精并进行早期胚胎培养，然后挑选1～2个优质胚胎移植到母体子宫内发育而诞生婴儿。

15 人工授精的步骤是什么？有痛苦吗？

术前需排空膀胱，取膀胱截石位：

（1）擦洗宫颈：用蘸有生理盐水的无菌棉球轻轻拭去宫颈表面分泌物。

（2）注精液入宫腔：手术前再次核对患者夫妻姓名。将装有精液的人工授精管缓慢送入宫腔，距宫底 1~2 厘米处将精液缓慢注入宫腔。

人工授精的整个操作是经过阴道、宫颈等自然通道放入宫腔的，对身体没有任何创伤。所以，经常有患者在做完人工授精后，会一脸疑惑地询问医生，"这样就做完了吗？"所以说人工授精整个过程是没有任何痛苦的。

16 自然周期行人工授精监测排卵的时机是什么时候？

卵泡发育监测是一个动态监测的过程，月经周期规律的患者行自然周期人工授精助孕建议患者月经第 8~10 天就诊，如月经周期较短者，建议患者月经第 8 天就诊。如果排卵期直接来行人工授精，不知道卵泡排卵的时间，行人工授精的时间就不易把握，妊娠率较低。

17 人工授精需要经常来医院吗？一般需要来几次？

人工授精助孕女方来医院的次数是根据卵泡发育情况而定，一般情况下卵泡直径<10 毫米，患者需 3 天来一次医院，当卵泡直径大于 10 毫米，需 2 天来一次医院，当卵泡直径达 14 毫米以上，则需要患者每天来医院。所以说每个人就诊的次数不完全一样。

一般情况下女方监测排卵需要来医院 3~4 次左右。

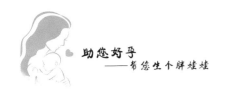
18 人工授精注射 HCG 后卵子一定可以排吗?

一般情况卵子会在注射 HCG 后 24 ~ 36 小时排卵,当然也有部分患者会出现卵泡黄素化不破裂,所以说应用促排卵药物不是百分之百排卵。跳绳、爬楼梯是有助于排卵的。

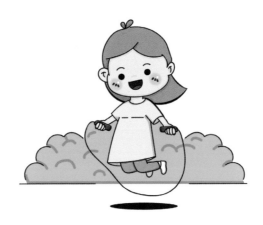

19 人工授精因小卵泡排卵取消周期,可以自然试孕吗?

卵泡直径<16 毫米发生排卵被诊断为小卵泡排卵,一般建议患者取消周期,同时不建议患者自然同房试孕。小卵泡排卵存在不易受精、妊娠后流产率较高等风险。

20 人工授精手术前对男方禁欲时间有要求吗？

丈夫应禁欲 3 ~ 5 天，避免吸烟、饮酒。可以适当补充锌来进行提高精子的质量，有利于优生。注意休息，合理饮食，保持良好的心情，营养全面。注意保暖，忌寒、凉、生、冷刺激，防止寒邪侵袭。

21 人工授精前卵泡多大时需要嘱男方手淫排精？为什么不能同房排精？

人工授精时，当优势卵泡发育至 12 毫米时，医生一般会嘱男方手淫排精一次，一般不建议患者同房排精，假如同房排精后小卵泡排卵，受孕后流产率较高，另外同房有可能引起女方阴道炎，影响做人工授精。

22 什么时期行人工授精妊娠率高？排卵前还是排卵后？

选择恰当的时间进行人工授精极其重要，在排卵前 24 小时至排卵后 12 小时进行人工授精成功率最高，所以密切根据 B 超看卵泡大小、宫颈黏液、血尿 LH、E_2 激素水平来预测排卵，必要时可在排卵前后各做一次人工授精。

23 人工授精处理精液后精子量多少算是达标？

行宫腔内人工授精，精液优化后前向运动精子总数不得低于 1000 万条，如未达到 1000 万条为未达标。人工授精当天如精液不达标，医生会提前跟

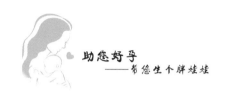
患者及其家属沟通，根据患者本身情况决定是否行人工授精手术。影响人工授精成功的原因很多，精液是否达标只是其中一个方面。

24 做完人工授精后需要臀部抬高卧位休息吗？

人工授精的精液经洗涤浓缩后大概约 0.4 ~ 0.5 mL，将精液注入子宫内，一般不会流出，所以人工授精术后不需要刻意将臀部抬高卧床休息。一般建议人工授精手术后患者可休息 30 ~ 60 分钟。

25 人工授精过程中出现多卵泡发育怎么办？

当出现多卵泡发育时，医生会根据卵泡的多少及大小与患者沟通，并提出相关的建议。一般情况有 1 ~ 2 个卵泡超过 14 毫米（有一个达 18 毫米）可以选择人工授精；大于等于 3 个大卵泡（卵泡直径大于 14 毫米）时，患者可选择放弃本周期，也可选择改行试管助孕。

26 多周期人工授精均因"卵泡黄素化"取消周期，下一步我该怎么办？

未破卵泡黄素化综合征（LUFS）是一种无排卵月经的特殊类型，属于卵巢性不孕，主要指卵泡发育成熟，但未破裂，卵细胞难以排出，致使黄素化。在正常生育年龄的妇女中，该病的发病率大约在 5% ~ 10%，在不孕妇女中发病率大约在 35% ~ 45%，在不明原因不孕患者中较为常见。该病的发病机制较为复杂，在临床上尚未得到明确的解释。对 LUFS 的治疗方式较多，包括药物、物理、手术治疗等，在传统的药物治疗中，主要采取人绒毛膜促性腺激素（HCG）的治疗方式，以促进排卵。经阴道超声引导卵泡穿刺在该病中也逐渐广泛应用，且结合人工授精，在治疗不孕症中具有较大的优势。经上述方法治疗后仍未孕者，建议改试管助孕。

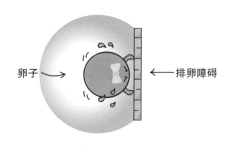

卵子 →　　　← 排卵障碍

27 人工授精的并发症有哪些？

（1）出血、损伤、感染。出血、损伤的主要原因是操纵不当或者插管困难。

（2）卵巢过度刺激综合征（OHSS）是促排卵最严重的并发症之一。人工授精发生率较低。

（3）多胎妊娠。

（4）腹痛。一般很少发生，原因可能是精液中前列腺素刺激子宫剧烈收缩。

28 排卵后还没有怀孕，为什么用黄体酮？黄体支持的作用原理是什么？

（1）自然周期的人工授精助孕是否需要黄体支持存在争议，对于年龄

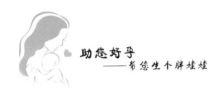
偏大、有黄体功能不全者，可以进行必要的黄体支持。

（2）促排卵周期由于卵巢受促排卵激素的刺激，在黄体早期，雌激素、孕激素分泌增加，黄体期雌激素、孕激素下降比自然周期快，由于短黄体期及雌、孕激素迅速下降，需在人工授精后进行必要的黄体支持。

（3）黄体支持的作用机制：帮助子宫接受胚胎，有利于胚胎着床；抑制子宫收缩，防止子宫将胚胎排出，起到保胎作用；调节免疫功能，保护胚胎不被母体排斥；孕激素可通过提高母体血糖水平而增加胎儿胰岛素的分泌，从而促进胎儿生长。

29 人工授精术后有哪些注意事项？

（1）人工授精术后应在观察室休息1个小时，不影响正常活动。

（2）遵医嘱按时服用药物，勿擅自停药、减药、改药。

（3）不吃辛辣刺激、凉性食物，均衡饮食，多吃蔬菜和高蛋白食物，防止便秘。

（4）保持良好心态，心情放松，不要过分紧张和焦虑。

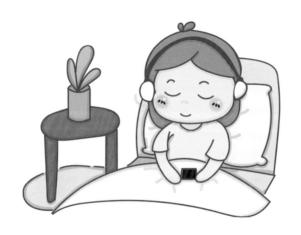

（5）不熬夜，养成良好作息习惯。

（6）不要有性行为、避免剧烈运动，正常起居不必长期卧床。

（7）不必在家频繁的检测尿 HCG 试条，避免引起情绪波动。

（8）按时到院抽血检查 HCG，是诊断是否怀孕"金标准"。

（9）如出现腹痛、阴道出血等不适症状随时电话咨询或到院就诊。

30 人工授精后多久可以确认是否怀孕？怀孕后孕期检查和自然妊娠一样吗？

（1）人工授精后 14 天抽血检查是否怀孕。

（2）化验怀孕一定按要求随访，因为孕早期的检查和随访关系到黄体支持药物的减量和停用问题，所以要严格按照医生的要求完成，直至人工授精后 70 天，此时如果胎儿发育正常，医生会安排孕妇到产科门诊建立围产期保健卡，"人工授精"妈妈就和自然受孕妈妈一样，之后的产检及分娩都与自然受孕妈妈一样。

二、体外受精－胚胎移植助孕

1 什么是试管婴儿？

试管婴儿是俗称，专业名称应该是体外受精－胚胎移植。要把卵子和精子取出来，然后精子和卵子在实验室里受精，受精以后培养成胚胎，一

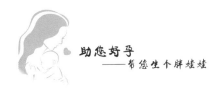
般经过 3 天或 5~6 天的培养以后，把胚胎再移植到子宫里面，这个过程即体外受精 – 胚胎移植。

② 试管婴儿适应证和禁忌证有哪些？

根据我国原卫生部《人类辅助生殖技术规范》（卫科教发〔2003〕176号）文件规定，目前试管婴儿技术分为三代，分别有其明确的适应证及禁忌证：

适应证：

（1）体外受精 – 胚胎移植技术的适应证：

⊙ 女方各种因素导致的配子运输障碍；

⊙ 排卵障碍；

⊙ 子宫内膜异位症；

⊙ 男方少、弱精子症；

⊙ 不明原因的不育；

⊙ 免疫性不孕。

（2）卵胞浆内单精子显微注射技术的适应证：

⊙ 严重的少、弱、畸精子症；

⊙ 不可逆的梗阻性无精子症；

⊙ 生精功能障碍（排除遗传缺陷疾病所致）；

⊙ 免疫性不育；

⊙ 体外受精失败；

⊙ 精子顶体异常；

⊙ 需行植入前胚胎遗传学检查的。

（3）植入前胚胎遗传学诊断技术适应证：

目前主要用于单基因相关遗传病、染色体病、性连锁遗传病及可能生育异常患儿的高风险人群等。

禁忌证：

（1）男女一方患有严重的精神疾患、泌尿生殖系统急性感染、性传播疾病。

（2）患有《中华人民共和国母婴保健法》规定的不宜生育的、目前无法进行胚胎植入前遗传学诊断的遗传性疾病。

（3）任何一方具有吸毒等严重不良嗜好。

（4）任何一方接触致畸量射线、毒物、药物并处于作用期。

（5）女方子宫不具备妊娠功能、严重躯体疾病或精神心理疾病不能承受妊娠。

3 试管婴儿都需要做哪些检查？哪些检查可以在当地医院做？

试管婴儿助孕前需根据国家卫生健康行政部门相关规定完善常规检查。双方血型、传染病必须在本院检查，其余可在外院检查。

4 试管婴儿可以选择孩子的性别吗？

试管婴儿技术分为三代，我们通常做的第一代和第二代试管婴儿，是不能鉴定胚胎性别的。第三代试管婴儿是指胚胎植入前遗传学诊断可以做胎儿性别鉴定，但这种技术有严格的适应证，仅限于有遗传性疾病，如血友病等的患者。在胚胎放入子宫前，可以选择无致病基因的囊胚进行移植，这样移植时就知道是男孩还是女孩，但工作比较复杂，成本高，花费

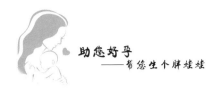
多。假使仅仅为了生男孩或女孩则完全没有必要也不允许做这种选择。我国法律禁止非法选择胎儿性别，试管婴儿技术绝不能随意用来进行性别选择。

5 试管婴儿从做检查到移植需要多长时间？试管过程中最痛苦的是什么？

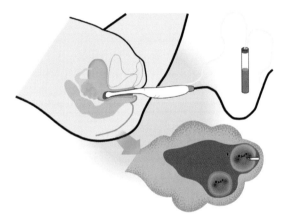

一般来说，一个试管婴儿周期大概是2~3个月，但具体的时间还是需要根据患者的实际情况来确定。每对夫妇的病情不一样，使用的治疗方案也因人而异。不同治疗方案所对应的试管婴儿治疗时间也不相同。每个人对药物反应的不同也会导致整个试管婴儿的治疗时间不相同。

试管过程中真正有创性的操作是取卵，但取卵手术过程不过几分钟而已，所以不是什么问题。因促排卵及黄体支持需要打针，反而成为比较痛苦和较难忍受的事情。如果做好打针的心理准备，其他方面都不算问题。个别患者对试管有恐惧心理，主要是因为不了解而已。

6 做试管婴儿都需要哪些证件？

做试管婴儿需要准备结婚证、身份证、准生证，目前第一胎和第二胎不需要准生证，第三胎需要三胎准生证，随着国家计划生育的变化，是否需要准生证也会有一定的变化。

7 影响试管婴儿成功率的因素有哪些？

（1）年龄：是主要的影响因素，在一定程度上决定你的生育力，不论是自然妊娠还是试管助孕。当然这里所指的年龄是生理年龄，女性的年龄越小，卵巢功能也就越好，总体的身体状况一般也好，所以试管婴儿成功率就越高。而女性的年龄较大的话，卵子的数量和质量可能有所下降，卵子逐渐老化，母体在孕期出现并发症的概率也更高，如妊娠期高血压、妊娠期糖尿病等，也易发生流产、难产、胎儿畸形等。

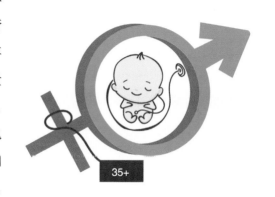

（2）胚胎质量：胚胎质量来源于卵子和精子；卵子质量取决于年龄和卵巢储备；精子质量如果有问题应及时去看专科医生并给以治疗；好的胚胎质量一定程度上对妊娠成功有利。

（3）子宫内膜：大部分患者的子宫内膜都是没有问题的，但是有的患者因为子宫内膜的病变及反复接受过宫腔的机械性刺激而造成的问题，就需要进行宫腔镜手术，把影响因素去除，才可以做胚胎移植。

（4）其他因素：免疫因素等。

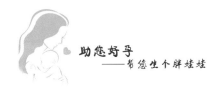
8 肥胖对做试管婴儿有影响吗？哪些方法减肥效果比较好？

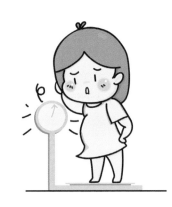

（1）肥胖对试管助孕还是有影响的。体重偏重的女性做试管，促排卵用药量大，而且促排卵效果欠佳，试管助孕过程中应用大量的激素，血栓形成的风险会增高，移植后胚胎种植率低、妊娠率低，妊娠后出现流产、早产率高，妊娠中晚期患妊娠期高血压、妊娠期糖尿病风险高，妊娠后生出"巨大儿"的概率也较高，因此带来的胎盘早剥、胎盘功能不全、死胎等异常情况增多，给母胎的健康甚至生命安全会带来巨大的威胁。所以，做试管婴儿前应适当控制体重，合适的体重对提高妊娠率及母胎的健康是很重要的。

（2）减肥的方法有很多种，可以尝试以下方法减肥：

⊙ 改善饮食：减肥不代表就一定不能吃东西，节食减肥不仅对身体有害，也非常容易反弹，建议大家每日三餐还是照样吃，但是吃的食物必须由能提供健康身体所必需的碳水化合物、蛋白质、维生素和矿物质构成，如新鲜的蔬菜、水果、粗粮、鸡蛋、瘦肉等，拒绝一切高糖、高脂肪的食物，如蛋糕、巧克力、肥腻的肉类、油炸食物等；

⊙ 健身：一个好的、均衡的健身计划可以提供三方面重要的益处，即耐久力、力量和柔韧性，至少应在怀孕前3个月开始健身。健身运动包括慢跑、走跑交替、散步、游泳、骑自行车等有氧运动。如果实在减肥困难可以到健身房健身，由专门的教练进行指导，可以助您一臂之力；

⊙ 按时休息：不按时休息、熬夜会导致内分泌紊乱，从而造成肥胖，所以想要减肥就一定要按时休息，不能熬夜。

9 合并有内科疾病，如高血压、糖尿病，能做试管婴儿吗？

试管婴儿治疗前需要做一系列必要的检查，为的就是确定双方状况是否适合接受试管婴儿治疗，如果在前期检查时发现相关疾病就需要先行治疗后再做试管，以确保在试管疗程中的安全及试管的成功率。

（1）高血压：如果患有高血压，在孕前应按医生的嘱咐进行合理治疗，把血压控制在合适的水平，自觉症状基本消失，就可以接着做试管了。怀孕后要比一般孕妇更加注意孕期检查，经常测量血压，并提防妊娠期高血压综合征的发生。

（2）糖尿病：一般情况下，妊娠会加重糖尿病的病情，而且危害胎儿健康，所以严重糖尿病的患者不宜怀孕。但如属于轻型，不用胰岛素就可以控制住血糖，或虽用胰岛素，但用量不大，无明显肝、肾、眼底损害者，体质也好，可以在正确治疗并控制好血糖的情况下受孕。孕后要加强产前自我检查和自我保健，饮食控制更应严格，并要取得专科医生的指导。

10 合并有输卵管积水者，先做试管婴儿还是先做输卵管结扎？

（1）对于合并有输卵管积水做试管婴儿的患者来说，如果无输卵管积水反流，可以暂时不处理，先做试管婴儿受孕；如果有输卵管积水反流，因输卵管积水含有各种炎性混合物，反流液经过宫腔，对胚胎有毒性作用，

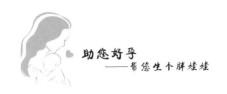
严重影响胚胎着床，妊娠率极低。因此，处理输卵管积水后能明显增加试管婴儿的成功率。

（2）在处理输卵管积水的过程中，病变的程度和手术的损伤可能对卵巢功能有一定影响，导致试管婴儿促排卵效果不佳，所以我们往往会根据患者的卵巢功能决定先冷冻胚胎还是先输卵管结扎。如患者卵巢功能比较差，建议患者先进行试管婴儿助孕，形成胚胎后将胚胎冷冻，待处理输卵管积水后再行解冻胚胎移植助孕会更好。

11 既往有不良孕产史者，试管婴儿能避免此类情况再次发生吗？

流行病学数据显示，存在既往有自然流产史的女性再次妊娠时流产率明显增加，并且随着流产次数增多，风险增大。

一项研究对 62 228 例接受辅助生殖技术（ART）治疗的患者进行统计分析发现，ART 妊娠后的自然流产率为 14.7%，与正常妊娠妇女的自然流产率比较差异无统计学意义，发现随着年龄增加自然流产率增加，年龄增加导致卵母细胞和胚胎质量下降，是自然流产的危险因素。所以常规试管婴儿技术是不能避免不良孕产再次发生的。如果有多次不良孕产史者，可以选择做第三代试管，进行胚胎植入前遗传学诊断，从而剔除染色体异常胚胎，降低流产率，避免缺陷儿的出生。

12 合并中隔子宫者，先行中隔切除术还是先行试管助孕？

中隔子宫是最常见的子宫发育异常，约占全部子宫发育异常的 80%～

90%，是由于胚胎时期双侧副中肾管融合后吸收障碍所致，可引起自然流产、早产等不良妊娠结局，其中自然流产是中隔子宫最常见的并发症，孕中期还有胎位异常、宫颈功能不全等。

子宫中隔有长有短，基底宽度有宽有窄，长度超过宫腔深度1/3、基底宽度≥1厘米的子宫中隔对妊娠影响较大，会显著增高自然流产率，降低活产率，影响妊娠结果，因此对于有生育要求的患者如发现此类中隔，我们建议先行中隔切除术后，再行试管助孕，中隔切除术后要注意预防宫腔粘连。

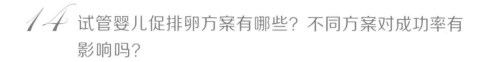

13 试管婴儿会增加胎儿畸形率吗？与自然怀孕的胎儿有什么不同？

导致婴儿畸形的最主要的两大原因是遗传因素和环境因素。这两种因素对试管婴儿和自然妊娠所产生的畸形的概率都是相同的。

试管婴儿是指采用人工方法让卵细胞和精子在体外受精，并进行早期胚胎发育，然后移植到母体子宫内发育而诞生的婴儿，这是一门辅助生殖的技术，不会改变我们的遗传基因，大家对这个过程了解后就不会有这样的疑虑了。

14 试管婴儿促排卵方案有哪些？不同方案对成功率有影响吗？

试管婴儿常用的方案有超长方案、长方案、拮抗剂方案、微刺激方案、自然周期方案、黄体期促排卵方案等。

不同的方案适宜于不同的患者，整体妊娠率没有明显差异，方案的选

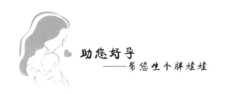
择主要根据患者的年龄和卵巢功能来决定，只有选择适合自己的助孕方案，才能有好的妊娠结果。

15 卵泡期长方案和黄体期促排卵方案分别适合哪些人群？

卵泡期长方案适用于正常卵巢储备患者及上一次试管周期卵子质量较差的患者。卵泡期长方案患者新鲜周期移植后妊娠率较高。

黄体期促排卵方案适用于卵巢储备功能减退的患者，取卵术后，≤10毫米的卵泡有3个左右或者以上，且卵泡较均匀，可于取卵术后第1天开始黄体期促排卵，这样可以在一个月经周期内有两次促排卵、两次取卵机会，可以在短时间内为患者积攒较多的胚胎，保存生育力，争取更大的怀孕机会。

16 试管婴儿常用的促排卵药物有哪些？

（1）抗雌激素类：枸橼酸氯米芬。

（2）芳香化酶抑制剂：来曲唑。

（3）Gn 类：Gn 类药物分为两大类，包括天然 Gn 和基因重组 Gn，其中天然 Gn 包括：

⊙ 从绝经妇女尿液中提取的 Gn，如人绝经期促性腺激素（HMG）、卵泡刺激素（FSH）；

⊙ 从孕妇尿中提取的人绒毛膜促性腺激素（HCG）。基因重组 Gn 包括：重组 FSH（rFSH）、重组 LH（rLH）和重组 HCG（rHCG）。

（4）促性腺激素释放激素类似物：分为 GnRH 激动剂和 GnRH 拮抗剂。

以上这些药物都是激素类药物或者调理我们体内激素的药物，但这些激素不是我们通常认识的地塞米松或泼尼松等，所以，应用这些药物不会增肥发胖。也有一些人在试管过程中发胖，这主要是饮食和生活习惯的改变造成的，与应用药物无关。

 ## 试管促排卵期间有哪些注意事项？出现感冒、发热如何处理？

（1）注意事项：

⊙ 治疗上：首先应按照要求的时间到医院抽血、做 B 超，其次用药的剂量要准确无误，用药的时间要尽量按时。所有的治疗要按照医嘱执行，医生交代的每一个环节都很重要，不能忘、漏、停或不在乎等；

⊙ 饮食上：一般情况正常饮食，肥胖的患者需要节食。特殊时期需要高蛋白易消化饮食，应多食牛奶、鸡蛋、鱼、虾、瘦肉，多食新鲜的水果、蔬菜，保持大便通畅，特殊时期时医生会有特殊交代，没有交代饮食要求的都是正常饮食即可；

⊙ 生活上：不要劳累、熬夜、剧烈活动，不要紧张，放松心情。助孕过程中夫妻一定要相互支持，不能埋怨对方，增加不必要的压力。

（2）促排卵期间如果只是轻微的感冒，没有细菌感染的症状，可以多喝水，多吃富含维生素 C 的食物，通过自己的抵抗力使感冒自愈，也可以吃一些孕期能服用的中成药来治疗。如果出现发热等感染迹象，要及时到医院就诊，在医生的指导下应用药物治疗，不要自己坚持硬挺，以免引起严重感染，影响取卵和移植。

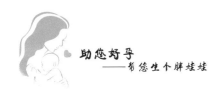
18 胚胎预移植的作用是什么？

胚胎预移植是在促排卵过程中用移植管试探一下宫腔的位置、走向和深度，为以后的胚胎移植做参考。

19 有多少个卵泡就能取到多少个卵子吗？就能形成多少个胚胎吗？

（1）在促排卵时，并不是所有的卵泡都是同步发育的，所以卵泡的大小并不是一致均匀的，我们都希望每一个卵泡都能取到卵子，但是有的卵泡里确实没有卵子，或者取不到卵子。一般 16~20 毫米的卵泡是我们的目标卵泡，可能会有高质量的卵子。

（2）不是所有的取到的卵子都能受精，即使受精了，有的受精卵不卵裂，不继续发育，也不能形成胚胎。所以不是取到多少个卵子就能形成多少个胚胎。

20 取卵术后需要在医院观察多长时间？注意事项有哪些？

（1）取卵术后需要在医院观察 24 小时，注意观察腹痛、阴道出血、恶心、呕吐等症状，避免剧烈活动。如有不适，及时告知医生、护士，避免延误病情。

（2）取卵后，夫妻双方要做到半个月内禁止性生活，禁止盆浴和游泳，可以淋浴，禁止剧烈活动，饮食方面可适当增加水果、蔬菜的量，保持大便通畅，部分患者需要摄入高蛋白饮食。

21 什么情况下新鲜周期不能移植？如果不能移植，需要等多长时间才能行解冻胚胎移植？

（1）新鲜周期不能移植的原因有很多，主要有以下几个方面：

⊙ 预防中、重度卵巢过度刺激综合征：卵巢过度刺激综合征是试管婴儿促排卵后及妊娠早期的医源性并发症，其中多囊卵巢综合征患者、体型瘦小的年轻患者、卵巢功能好的患者最易发生。如果在移植前评估患者发生中、重度卵巢过度刺激综合征的风险较大，则会取消移植；

⊙ 内膜因素：内膜是胚胎种植的土壤，如果内膜有异常，势必会影响胚胎着床率和妊娠率，宫腔积液、内膜薄、内膜回声不均匀、内膜息肉、宫腔粘连等内膜因素均会影响移植；

⊙ 孕酮高：孕酮升高会诱导子宫内膜向分泌期转化，少部分患者在取卵前出现孕酮值升高，子宫内膜着床窗提前开放，使患者胚胎发育与子宫内膜发育不同步，移植后胚胎着床率低，妊娠率低，这种情况下建议患者放弃移植；

⊙ 其他原因：还有一部分患者所应用的促排卵方案不适合新鲜周期移植，比如 MPA 方案、添加枸橼酸氯米芬方案等均对子宫内膜的容受性有影响。还有输卵管积水返流合并急性感染等新鲜周期均建议患者取消移植。

（2）取卵后卵巢恢复一般需要 1~2 个月时间，如果发生严重的卵巢过度刺激可能需要更长时间，在此期间可能会出现月经周期不正常。如果新鲜周期没有移植，需要移植冷冻胚胎，一般建议取卵后第二次月经第 2 天就诊，行 B 超及性激素检查，如果卵巢已恢复，则开始进行内膜准备。

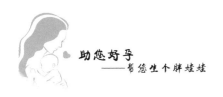
22 试管促排卵有并发症吗？如何应对？

试管促排卵的并发症主要有以下三类：

（1）卵巢过度刺激综合征（OHSS）：多见于多囊卵巢综合征或对促排卵药物敏感的患者，发生率约为 3%；轻度的 OHSS 无须特殊处理，重度 OHSS 患者则需留院观察及处理。患者要高蛋白饮食，并给予白蛋白等扩容治疗，每天维持正常的尿量。必要时新鲜周期不移植，待解冻周期再移植，避免过度劳累及剧烈运动，避免腹部受压及碰撞。绝大多数患者经过积极的临床处理和心理调整均可安全度过。

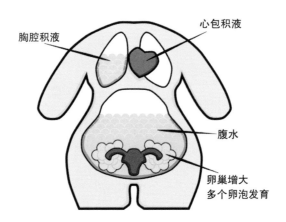

（2）多胎妊娠：促排卵行试管助孕的患者，多胎的发生率比自然妊娠明显增高，约为 22%。多胎妊娠易发生流产、早产、妊娠期高血压综合征、胎膜早破、产后出血等并发症，因此三胎或三胎以上妊娠必须接受减胎手术。特殊患者即使双胎也要减胎。双胎妊娠常是多年不孕家庭的梦想，其实双胎妊娠孕期及产时对母婴的风险均较大。因此我们也考虑通过减少移植胚胎数，如行单胚胎或单囊胚移植来降低多胎妊娠率，但这些也需要我们患者朋友的支持与理解。作为医生，我们希望您有一个健康可爱的宝宝，这样不仅对母亲和胎儿更安全，而且孩子的质量也很高。

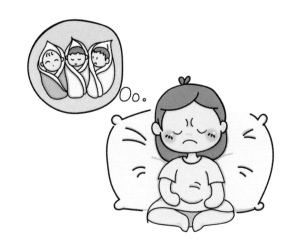

（3）卵巢扭转：卵巢扭转是一种少见但严重的并发症。促排卵过程中多个卵泡同时发育，卵巢体积明显增大，输卵管与输卵管系膜延长，卵巢活动度增加，诱发卵巢扭转。卵巢扭转的表现为突发、阵发性患侧隐痛或剧痛，逐渐加重，伴恶心、呕吐，一般无晕厥，可有低热。对于 OHSS 患者本身就有下腹痛以及恶心、呕吐等表现，所以卵巢扭转的症状及体检表现都不典型，但应警惕卵巢扭转的可能。卵巢扭转患者的治疗，轻者经过改变体位等保守治疗可以好转，重者必要时需手术治疗。试管治疗过程中，促排卵的患者应避免剧烈活动，防止卵巢扭转的发生。

其实这些风险不是试管助孕所特有的，只要是促排卵都有可能发生这些风险，因此我们建议患者到正规医院促排卵，以防发生不必要的风险。

23 哪类人群是卵巢过度刺激综合征的高发人群？为何需高蛋白饮食？

（1）高发人群：多囊卵巢综合征的患者、体型瘦小的患者、年轻的患者、高抗苗勒管激素水平的患者、既往有 OHSS 病史的患者，以及过敏体质

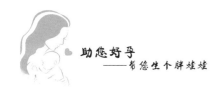

的患者均属于卵巢过度刺激综合征（OHSS）的高发人群。

（2）卵巢过度刺激综合征（OHSS）的主要病理生理变化为卵巢增大和血管通透性增加。血管通透性增加主要表现为体液大量外渗并继发一系列的改变，导致水肿、胸腔积液、腹水；血液浓缩、有效血容量降低；血液呈高凝状态；肾灌注量减少，导致尿量减少甚至无尿；同时可伴水、电解质及酸碱平衡失调。所以纠正血容量和血液浓缩是治疗OHSS的关键，高蛋白饮食就是为了维持血浆胶体渗透压，阻止血管内液体外漏，维持体液平衡。

（3）蛋白质的最佳来源是肉、蛋、奶、鱼和大豆类食品。奶类如牛奶、羊奶等；畜肉如牛、羊、猪肉等；禽肉如鸡、鸭、鹅等；蛋类如鸡蛋、鸭蛋、鹌鹑蛋等，以及鱼、虾、蟹等；还有大豆类，包括黄豆、黑豆等；此外像瓜子、核桃、杏仁、松子等干果类的蛋白质含量均较高。

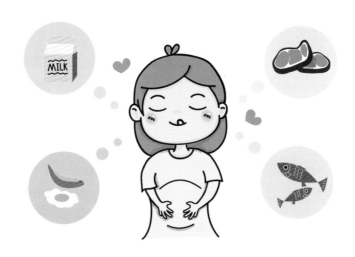

24 试管促排卵会引起卵巢衰老吗？

在试管婴儿助孕的过程中，为了获得比自然周期更多的卵泡，通常进行促排卵，因为促排卵过程中使用的药物具有促进多个卵泡发育的功能，于是不少女性会认为促排卵药物使卵巢中的大量卵子提前排掉了，而女性一生中排卵的数目固定，这样是不是就会影响到卵巢的功能从而发生卵巢早衰呢？

其实，人类出生时卵泡池中存在原始卵泡约 100~200 万个，其中绝大部分卵泡在不同发育阶段会发生闭锁，真正可以发育成熟并排出的只有 400~500 个。当女性处于生育期时，每个月会有一批被募集，一般约 5~11 个，然后会再次经过选择，一般只有 1 个优势卵泡可达到完全成熟并排出卵子。而试管促排卵则是通过增加 FSH 的剂量使部分不被选择的卵泡进入敏感行列，也就是将原本应该周期进入闭锁期的卵泡利用药物使其生长发育，重新拉入生长队列中，对于卵巢中储备的始基卵泡并不能进行任何的干预，也不会将原本以后排出的卵子提前排出。因而促排卵并不会导致卵巢衰老。

25 一次能移植几个胚胎？什么情况下需要单胚胎或单囊胚移植？

原卫生部《人类辅助生殖技术规范》（卫科教发〔2003〕176 号）规定：每周期移植胚胎总数不得超过 3 个，其中 35 岁以下妇女第一次助孕周期移植胚胎数不得超过 2 个。

需单胚胎 / 单囊胚移植情况：

（1）疤痕子宫、身材矮小、子宫畸形及宫颈功能不全等，为防止多胎妊娠发生，建议单胚胎或单囊胚移植。为了母婴安全我们鼓励患者单胚胎（囊胚）移植，这样孕期发生并发症的概率较低，且宝宝更聪明健康。

（2）新鲜周期有卵巢过度刺激综合征（OHSS）发生倾向的，建议行单胚胎或单囊胚移植。

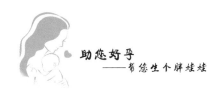
26 移植 D3 胚胎和移植 D5/D6 囊胚妊娠率一样吗？单囊胚移植有哪些优势？

不一样。移植 D5/D6 囊胚的妊娠率要高于移植 D3 胚胎。发育至第 5~6 天的胚胎，它的构造比 D3 胚胎复杂，因为囊胚开始分化成两组不同的细胞，即滋养层和内细胞群。滋养层将会发展成胎盘而内细胞群则发育成胎儿，囊胚必须经过这个阶段才可以植入子宫内膜。大部分受精卵在受精后两天都会发育成 4 细胞的胚胎，但是只有真正健康和强壮的胚胎才会发育成 D5/

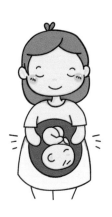

D6 囊胚。所以，囊胚被认为是自然选择的好胚胎，因此着床的机会比较高，妊娠率也比较高。

由于囊胚的适应性与活性更强，也更容易着床，所以减少移植胚胎的数目，行单囊胚移植，在保证妊娠率的同时可以降低多胎妊娠率，降低孕期并发症的发生，保证母婴安全。

27 什么情况下适合培养囊胚？每个胚胎都可以养成囊胚吗？

囊胚培养是胚胎体外培养的终末阶段，它通常形成于卵子受精后的第 5~6 天。一般说的囊胚培养，也就是延长胚胎培养时间，将劣质的、有缺陷的胚胎淘汰掉。第 3 天的"优质胚胎"有 60% 左右发育为囊胚，40% 左右不能发育为囊胚。有研究者对卵裂期胚胎研究后发现，异常细胞数＞50%或涉及多条染色体异常的胚胎形成囊胚的能力明显降低。所以并不是每个胚胎都能养成囊胚。

当患者发育至第 3 天的胚胎较多时（焦作市生殖医学诊疗中心为一个周期获得超过 4 枚 D3 胚胎），可以拿出一部分胚胎继续行囊胚培养，可更准确地选择植入能力强的质量好的胚胎。

28 什么是黄体支持？试管婴儿为什么要黄体支持？常用的黄体支持药物有哪些？什么时候可以停用黄体支持药物？

（1）黄体：是排卵后卵泡形成的富有血管的暂时性内分泌腺体，是排卵后雌孕激素的主要来源，雌孕激素对于胚胎着床非常重要。

（2）黄体支持的必要性：试管婴儿助孕过程中，促排卵治疗药物的使用抑制了垂体的功能，会引起黄体过早退化，使黄体寿命缩短；高的雌激素水平可能有溶黄体的作用；取卵过程会吸取卵泡中大量的颗粒细胞，减少黄体合成孕酮的来源，造成激素水平降低，导致黄体功能不足。因此，试管婴儿胚胎移植后，制定合适的黄体支持方案对于患者来说相当重要。

（3）黄体支持常用药物：

⊙ 黄体酮注射液：针剂 20 mg/ 支，肌肉注射；

⊙ 雪诺酮：黄体酮阴道缓释凝胶，规格：8%（90 mg/ 支），阴道给药；

⊙ 安琪坦：黄体酮软胶囊，每粒 200 mg，阴道给药；

⊙ 达芙通：地屈孕酮片，每粒 10 mg，口服用药；

⊙ 黄体酮胶囊：每粒 50 mg，口服用药；

⊙ 人绒毛膜促性腺激素（HCG）：针剂，每支 2000 单位，肌肉注射；

⊙ 雌激素：戊酸雌二醇（补佳乐）和 17β – 雌二醇（芬吗通）。

由于促排卵方案不同，黄体支持的用药也有所不同。具体要遵医嘱。

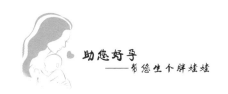
（4）停用黄体支持药物时间：移植后抽血验孕成功者，我们建议黄体支持治疗至移植后 30 天才开始逐渐减量雌激素，移植后 50 天开始减量孕激素，移植 70 天左右完全停用。具体用药方案请咨询您的主管医生。

29 移植后多少天能验出是否怀孕？HCG 值可以判断是单胎还是双胎吗？怀孕后孕期检查和自然怀孕有区别吗？

通常胚胎质量决定了移植后着床成功的时间，最快大概 3~4 天着床，也有患者会相对晚些，有 9~10 天着床的，不同患者之间存在很大的个体差异。很多夫妇做试管婴儿移植后，想通过早孕试纸检测是否怀孕，但是尿液中的 HCG 是经过血液代谢以后排出的，早期测尿 HCG 没有血 HCG 敏感，所以经常会出现尿中未测到 HCG，但血 HCG 显示早孕的情况，因此通过尿液测 HCG 的结果只是参考，血 HCG 才是检测是否怀孕的"金标准"。所以这就要求患者做好充分心理准备，要耐得住寂寞！不要过早验尿！要以试管婴儿移植后 14 天后到医院抽血检查结果为准。但血 HCG 值只能说明是否怀孕，至于是宫内孕还是宫外孕，或是单胎还是双胎都是无法确诊的，需要通过 B 超确定。

移植后 14 天、18 天抽血验孕成功者，早孕期的检查和随访因为关系到黄体支持药物的减量和停用问题，所以"试管"妈妈要严格按照医院的要求完成，直至移植后 70 天，此时如果胎儿发育正常，医生会安排孕妇到产科建档，"试管"妈妈就和自然受孕妈妈一样，之后的产检也与自然受孕妈妈一样，在围产门诊完成。

30 为什么将好的胚胎移植在好的子宫内膜上，仍然没有怀孕？

目前而言，试管婴儿成功率已经很高，部分医院可实现 70% 以上的成功率，2018 年 12 月，焦作市妇幼保健院生殖医学科的自查数据显示，新鲜周期的妊娠率是 81.56%。但试管婴儿还存在失败的情况，即使部分患者胚胎质量良好、子宫内膜好，仍然存在着床失败。这也是辅助生殖技术领域最为困惑的难题之一，其原因复杂繁多，难以鉴别。主要还是从以下几个方面考虑：

（1）胚胎因素：①胚胎形态学评分。目前广泛使用的胚胎形态学评分，虽然方便实用，评分和胚胎着床有一定的相关性，但不能真正反映胚胎的质量和着床发育的能力。多次移植高评分胚胎未孕的患者可以考虑囊胚培养来进一步筛选胚胎。②胚胎染色体异常。胚胎染色体非整倍体是胚胎种植失败的原因之一，对于高龄、反复种植失败、反复自然流产患者，可以考虑进行胚胎植入前遗传学筛查，筛选出染色体正常的胚胎进行移植。

（2）宫腔环境：①内膜血管血栓形成。很多原因都可能造成胎盘着床处的小血管血栓形成，如凝血系统的基因突变、某些自身免疫抗体升高、血管内皮损伤等，可使子宫内膜的供血不足，胚胎难以存活。我们常提到的"抗磷脂综合征"和"易栓症"就属于此类原因，但是确诊需要一系列复杂的检查。②输卵管积水。输卵管积水含有各种炎性物质，如果返流至宫腔，就会干扰胚胎的正常着床过程。③子宫内膜异位症。子宫内膜异位症会降低卵子的质量，改变子宫内膜的环境，影响胚胎的着床能力。

（3）免疫因素：①子宫内膜容受性：是指子宫内膜能允许胚泡着床的能力，是特定时期的一种状态，即"着床窗期"，良好的子宫内膜容受性是胚泡着床所必需的。内分泌异常、子宫内膜对性激素反应异常可导致子宫内

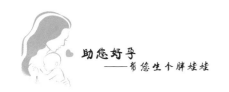

膜接受性异常，影响胚胎的正常发育。有研究认为，彩色超声多普勒监测子宫内膜和内膜下血流在 IVF-ET 对子宫内膜容受性和 IVF-ET 结果具有一定的预测价值。②主动免疫缺陷。母体妊娠的正常维持除了身体的正常免疫之外，还与身体的其他免疫系统调节有着紧密的联系，且妊娠的过程中身体会产生一种特异性抗体，即封闭抗体，这种抗体可以较好地维持胚胎的正常生存。如果母体封闭抗体产生不足，造成同种免疫识别的功能保护障碍，易将胚胎视为异物，对其产生排斥作用，影响胚胎着床。

（4）其他原因：不良的生活方式（如肥胖、熬夜、失眠、不按时吃饭、作息不规律等），精神压力大，心理顾虑重，都会影响胚胎移植的成功率。

31 试管婴儿会发生宫外孕？

试管婴儿是指采用人工方法，将卵子与精子从人体内取出并在体外受精，发育成胚胎后，再移植回母体子宫内，以达到受孕目的的一种技术，自然受孕可能发生宫外孕，试管婴儿也不例外。因为试管婴儿胚胎移植到宫腔内之后，通常还要在宫腔内游离 3～4 天才能找到较好的着床点，然后胚胎着床，临床妊娠。假如在这一段时间里胚胎游到宫腔以外的地方去就会引起宫外孕。有研究表明，试管婴儿助孕后宫外孕的概率达 2.1%～9.4%。

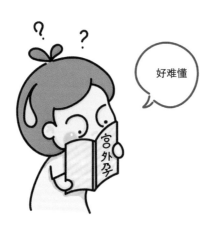

好难懂

32 移植失败后需要做哪些检查？计划再次移植需要等多长时间？

（1）移植失败后检查项目：

⊙ 染色体排查：很多做试管的夫妇并没有做过关于染色体的排查就直接进入试管周期了，然而胚胎移植却总是失败，这些夫妇从来都没往染色体方面想过，但是有一部分人确实存在染色体的问题，所以试管婴儿反复移植失败的话，夫妻最好做一个染色体的检查；

⊙ 免疫抗体检查：在正常的妊娠中，胎儿的基因一半来自女方，一半来自男方，胚胎在母体内妊娠就如同一个器官移植一样，会引起母体的排斥反应。大多数妊娠都能成功，主要是因为母体妊娠后，母体接触父源性抗原产生一种封闭抗体，能与胚胎表面抗原结合，从而阻断母体细胞毒性 T 细胞对胚胎发动免疫攻击，发挥保护胚胎（胎儿），维持妊娠的作用。封闭抗体缺乏会对胚胎产生一定排斥作用，那么势必会影响胚胎种植了；

⊙ 子宫检查：一些女性移植失败的原因是因为子宫的因素，如宫腔粘连、宫腔息肉、子宫内膜炎、子宫内膜太薄等原因，所以可以做宫腔镜对子宫情况进行一个全方位的检查，看移植失败到底是不是因为子宫的原因。

（2）试管移植失败后，该等待多久才能进行下一次移植手术呢？其实这个问题要取决于患者有没有冷冻胚胎。有冷冻胚胎的情况下，就不必重复之前的步骤（促排、取卵），休息一个月，就可以继续做冷冻胚胎的移植。不过在此次之前要通过详细的检查，检查顺利才能遵照医嘱进行移植手术。如移植失败没有冷冻胚胎，这就需要再次促排、取卵、胚胎培养等重新做试管，即便一切顺利，这一周期也需要 2 ~ 3 个月。

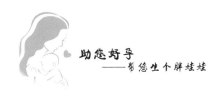
33 什么样的患者适合冻融胚胎移植？

冻融胚胎移植助孕适用于各种原因导致的新鲜周期未能移植或新鲜周期移植后未孕，且还有冷冻胚胎的患者。

34 胚胎最长能冷冻多少年？可以使用以前冷冻的胚胎要二胎吗？

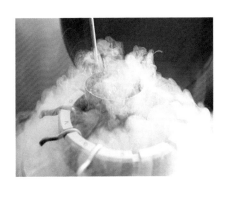

胚胎冷冻保存技术是伴随辅助生殖技术而诞生的重要衍生技术之一，主要是将胚胎置于超低温环境中（-196℃液氮）保存，待需要时将其解冻的技术。多年临床研究表明，冻融胚胎移植和新鲜胚胎移植的临床妊娠率及新生儿出生缺陷率均无显著性差异。迄今为止全球报道中，通过冻融胚胎移植活产的冷冻胚胎保存最长时间为25年。但如此长时间的胚胎冷冻对胚胎发育及孩子健康的影响仍需要更长时间随访来证实其安全性。我国专家建议冻存胚胎尽可能在5年之内使用，拟再生育者，最长保存和临床使用期限不要超过10年。

如果在一个医院助孕分娩过一个孩子，当时有剩余胚胎已保存，现在想要二胎，可以放心使用以前冷冻的胚胎进行二胎助孕。首先要和医院联系您的胚胎是否还有保存，胚胎如果保存完好，那么您要二胎就省事多了。

35 影响解冻胚胎移植成功的主要因素有哪些？

其实影响解冻胚胎移植妊娠结果的因素与影响新鲜周期移植妊娠结果的因素是一致的，主要包括以下几个方面：

⊙ 患者年龄因素；

⊙ 胚胎质量因素；

⊙ 子宫环境；

⊙ 免疫因素；

⊙ 其他原因：不良的生活方式（如肥胖、熬夜、失眠、不按时吃饭、作息不规律等），精神压力大，心理顾虑重，都会影响胚胎移植的成功率。

胚胎质量和子宫内膜情况确实很重要，但患者无法控制，只能听医生的安排。患者能做的就是心理调节，一定要调节好自己的心态，越是放松越容易怀孕。

36 已经有冷冻胚胎的患者，B超怀疑有输卵管积水，严重的输卵管积水对试管的成功率影响有多大？该如何处理？

如果造影确诊存在交通性输卵管积水，输卵管积水流入宫腔内，其物理冲刷可能导致胚胎流失。另外，积水中的炎性因子会影响子宫内膜环境，不利于胚胎着床。目前已明确，输卵管积水严重能够影响试管妊娠率，因此建议输卵管结扎后再行移植。常用的处理方法有腹腔镜下输卵管造口或切除术、输卵管近端结扎术。对输卵管病变程度严重者，应行输卵管切除或结扎术。对于输卵管积水无返流者，可移植时试孕一次，如未孕，建议处理输卵管后再行移植。因为有些患者虽无积水返流，但实际上不一定准确，也有可能存在隐性的积水返流，患者不宜发现。

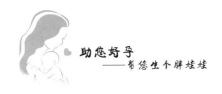

37 哪些患者月经第二天需要行内膜搔刮术？

子宫内膜刺激术是指通过对子宫内膜的全面或局部机械性轻微刺激，诱导其自身修复、改善子宫内膜容受性，从而提高胚胎着床率的一种方法，主要包括子宫内膜活检及刮匙搔刮。单独宫腔镜检查也可视为子宫内膜轻微刺激的一种方式，其对提高着床率也起到积极作用。

一般情况首选宫腔镜检查，以下患者建议行内膜搔刮术：

（1）既往行宫腔镜检查均正常，反复移植失败。

（2）月经第 2 天子宫内膜厚度≥8 毫米，内膜偏厚。

（3）疤痕子宫所致的宫腔积液、宫腔分离。

（4）既往监测排卵中有多发囊性回声，宫腔镜检查未见异常。

（5）既往内膜较薄。

38 冻融胚胎移植的方案有哪些？应如何选择？

目前国内常用的冻融胚胎移植方案有自然周期、激素替代周期、降调节激素替代周期、促排卵周期解冻胚胎移植。方案的选择需结合患者月经第 2 天激素、B 超、胚胎情况及既往病史共同决定。

39 合并有子宫内膜异位症，解冻移植该选择什么方案？

子宫腺肌症、子宫腺肌瘤及子宫内膜异位症的不孕症患者一般建议应用降调节激素替代方案解冻胚胎移植助孕。

降调节流程：在月经第 2 天注射长效 GnRH 激动剂进行垂体降调节，

注射后一个月评估子宫的大小、形态和肌层回声、CA125 等指标考虑是否需要再次注射，可注射 1～3 次，每次间隔 28 天。降调后符合条件者则采用激素替代方案。

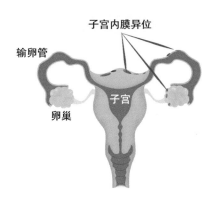

40 第一次解冻胚胎移植，如何选择胚胎，是先移植囊胚还是 D3 胚胎？

首次解冻胚胎移植胚胎的原则是首选移植囊胚，其次选择移植胚胎，当然决定移植囊胚还是胚胎的因素有很多，如本周期的子宫内膜、激素、胚胎或囊胚的级别，医生会跟患者沟通，共同决定。

41 移植前一定要行宫腔镜检查吗？

宫腔镜检查作为一种妇科微创技术，对妇科来说具有划时代的意义。从受孕角度来讲，宫腔作为胚胎发育的唯一空间，在妊娠中具有举足轻重的作用。宫腔镜检查可发现宫腔内的一切异常病变，经过宫腔镜检查处理后，可最大限度地减少内膜异常对胚胎着床的影响。

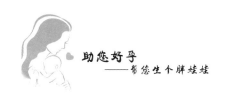
（1）对于存在宫腔病变者：目前多项研究证实，对于子宫内膜息肉、子宫纵隔、黏膜下肌瘤、宫腔粘连、子宫内膜炎等患者，宫腔镜下进行手术治疗后妊娠率明显提高。

（2）对于宫腔无异常病变者：如果B超未发现宫腔异常病变者，可暂时不行宫腔镜检查。但促排卵过程中如果发现子宫内膜异常，会建议患者本周期不移植，待宫腔镜术后行解冻胚胎移植，这样可能会影响胚胎移植的时机。因此，如果患者条件允许，尽量还是做宫腔镜检查比较好。

42 解冻胚胎移植为什么要转化子宫内膜？

子宫内膜的着床期约2天左右，在这个时间段把胚胎移植到子宫里才能怀孕。打个比方，子宫内膜是一个房间，着床期就相当于门打开的时间，如果门没打开人是无法进到房子里的，只有在开门的时间段，人才能进去，这就好比说只有在着床期的时候胚胎才有着床的机会，如果不在着床期移植后也不会怀孕。

但是怎么找到患者的着床期呢？这就是移植前应用黄体酮的时间，因为应用黄体酮后子宫内膜由增生期转化成分泌期。因此，临床上将移植前应用黄体酮的时间叫转化期。特别是人工周期解冻胚胎移植的患者，全靠应用外源性黄体酮转化内膜确定着床期，因此转化内膜的用药非常关键，为防止影响着床期不能用错药。

43 子宫内膜多厚属于正常？内膜薄还可以移植吗？

子宫内膜的厚度以及对胚胎容受性是怀孕的关键，子宫内膜是孕育我们生命的土壤，内膜厚度过薄，就像盐碱地，贫瘠不堪；内膜厚度过厚，

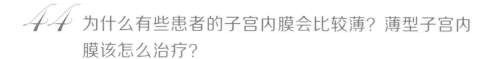

就像是沼泽地，泥泞不堪，这两种情况对于胚胎的着床都是相对不利的。

生殖临床中往往用阴道超声来监测子宫内膜的厚度，甚至把子宫内膜的血流信号作为评估内膜情况简单且可靠的方法。通常根据排卵日之前或者移植日当日子宫内膜厚度作为评估指标，范围应该在 8~14 毫米。一般认为子宫内膜厚度 ≥ 8 毫米时胚胎种植成功率会明显提高。

多项试管婴儿研究指出，当子宫内膜厚度 ≤ 6 毫米时，移植高质量囊胚仍能获得 30% 以上的妊娠率，甚至个别报道仅仅为 4 毫米的子宫内膜成功怀孕的例子。从这个角度来看，单单因为内膜厚度而放弃胚胎移植也是不完全正确的。高质量的胚胎在子宫瘢痕或者输卵管等部位都能着床，薄一点的内膜就不一定没有种植的机会。当然内膜薄的患者往往有既往流产史，宫腔操作史，宫腔粘连分离史，甚至是多年以前曾经患过盆腔结核而破坏内膜基底层功能。所以医生会详细了解病史后对因治疗，必要时会建议患者进行宫腔镜检查，来排除宫腔内异常情况的存在。因此，只要您的内膜已经是最厚的状态就可以移植试孕。

44 为什么有些患者的子宫内膜会比较薄？薄型子宫内膜该怎么治疗？

（1）影响子宫内膜生长的因素较多，如既往有人工流产或刮宫等宫腔操作史、精神因素、饮食因素、生活方式、情绪等均可能影响子宫内膜厚度。所以，在移植前准备子宫内膜的时候，一定要遵守医嘱按时用药，作息时间要规律，情绪也要保持稳定。

（2）临床上改善子宫内膜厚度、容受性十分棘手，尽管也有很多种研究报道，然而在临床实践中尚无"特效药"或"特效方法"，目前临床常用的方法有以下几种：

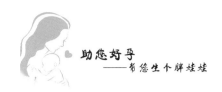

⊙ 宫腔镜：宫腔镜检查可明确有无宫腔粘连，分离宫腔粘连，尽可能修复宫腔至正常形态；然而对于单纯的薄型子宫内膜，宫腔镜并非有效的治疗手段；

⊙ 雌激素治疗：宫腔粘连患者，在粘连分离术后联合使用大剂量雌激素或通过雌孕激素序贯治疗可帮助内膜的修复，恢复正常子宫腔形态。无宫腔粘连的薄型子宫内膜患者，在辅助生殖技术助孕中，可选择给口服或阴道使用雌激素，采用激素替代周期（人工周期）准备内膜，雌激素每天4～8 mg 口服，改善子宫内膜厚度及容受性。需注意的是对于雌激素禁忌的人群，如雌激素敏感的乳腺癌、系统性红斑狼疮等患者不适合使用，大剂量雌激素应用还需警惕增加血栓栓塞的风险；

⊙ 抗感染治疗：怀疑有内膜结核菌感染患者，可能存在内膜菲薄或粘连的结果，建议宫腔镜检查明确是否存在内膜病变，必要时内膜活检、培养、药敏试验，一旦确诊需采取规范的抗结核治疗，制止感染的进一步加重，但是内膜厚度则是不可逆的了；

⊙ 刺激内膜再生，增加内膜容受性：有研究报道，给以宫腔 HCG 或粒细胞－集落刺激因子灌注、子宫内膜搔刮术等刺激内膜再生，理论上可能改善子宫内膜容受性，提高患者的妊娠结局，但是缺乏临床研究的循证证据；

⊙ 增加子宫内膜血供的治疗：既往研究显示，口服小剂量的阿司匹林、维生素 E、己酮可可碱、西地那非、L- 精氨酸等药物，理论上能够促进子宫内膜血管生成、改善子宫内膜局部血流作用，但是也缺乏临床研究证据；

⊙ 盆底神经肌肉电刺激疗法：通过电流刺激盆底神经肌肉改变血管平滑肌的舒张，理论上能够降低盆底和子宫旁血管阻力，间接改善子宫内膜血供，改善内膜容受性；

⊙ 中医中药：包括针灸、理疗、中成药、汤药等，能够改善和梳理内膜"经络"，增加子宫的血流量，刺激内膜生长；

⊙ 干细胞移植再生医学：通过干细胞分泌的多种细胞因子及外泌体等，可能改善子宫内膜局部血供，增加子宫内膜增生和营养，改善内膜厚度或容受性。目前，该技术是生殖领域研究方向之一，但仅有少数报道，因花费较大且技术不成熟尚未推广。

解冻胚胎移植中，打了两次降调针，会影响后期内膜生长吗？

降调针不会影响子宫内膜生长，降调针的目的是改善盆腔内环境，有利于胚胎着床。粒细胞宫腔灌注术常用于改善子宫内膜容受性，粒细胞灌注后内膜不一定增厚，但有利于胚胎着床。

46 大剂量应用黄体酮对孕妇身体及胎儿是否有影响？

黄体酮是增加体内孕酮水平，减少子宫收缩的保胎药物之一。现在还没有文献报道应用黄体酮会增加胎儿畸形风险。

辅助生殖助孕过程中由于注射 HCG 有溶黄体作用，且取卵过程会带走大量的颗粒细胞，因此移植后黄体功能是不足的，需要补充大剂量的黄体支持。有研究表明，试管助孕后应用黄体支持的妊娠率明显高于未应用黄体支持的妊娠率。辅助生殖技术助孕后的流产率在 15% 以下，和自然妊娠流产率无差别。

黄体酮药物有多种剂型，如片剂、针剂、阴道塞药等。长期肌肉注射黄体酮针可造成臀部局部硬结、红肿。因此我们目前可应用口服地屈孕酮和阴道用黄体酮代替肌注黄体酮。

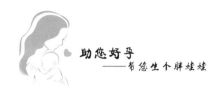
47 移植后需要注意些什么？需要一直卧床休息吗？

（1）移植后可以小便，不影响胚胎着床，在观察室休息一个小时即可回家或病房，不影响正常活动。

（2）遵医嘱按时服用药物，勿擅自停药、减药、改药。

（3）不吃辛辣刺激、凉性食物，均衡饮食，多吃蔬菜和高蛋白食物，防止便秘。新鲜周期取卵后移植患者可适当少量多餐高蛋白饮食，预防过度刺激发生。

（4）保持良好心态，心情放松，不要过分紧张和焦虑。

（5）不熬夜，养成良好作息习惯。

（6）不要有性行为、避免剧烈运动，正常起居不必长期卧床，避免血栓形成。

（7）不必在家频繁检测尿 HCG 试条，避免引起情绪波动。

（8）按时到院测血 HCG，血 HCG 是诊断是否怀孕的"金标准"。

（9）如出现腹痛、阴道出血等不适症状随时电话咨询或到院就诊。

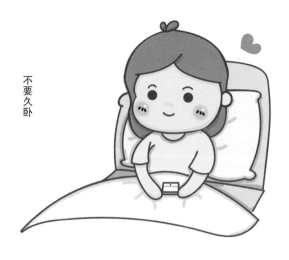

不要久卧

48 移植后 14 天测血 HCG 的目的是什么？

胚胎移植后通常还要在宫腔内游离三到四天才能找到最佳着床点，然后发育至临床妊娠。但是由于每个患者的体质不同，胚胎质量不同，胚胎着床会受到个体差异的影响导致着床时间不同，有些患者着床比较早一些，有些患者着床相对比较晚一些，通常建议患者在胚胎移植 14 天后，到医院抽血检查是否怀孕。

49 移植两枚胚胎，移植后 30 天查 B 超提示单胎，另外一个胚胎去哪里了？

胚胎的着床是怀孕的一个重要环节，移植的两枚胚胎需要在子宫腔内进一步发育成囊胚，囊胚孵出后会在子宫内膜上着床。胚胎在宫腔内游离的这段时间，会遭遇排斥脱落的风险。不发育或者未着床的胚胎可能会被机体吸收或自然凋亡。不管未着床的胚胎怎么凋亡，均不影响目前的怀孕状态，准妈妈们大可不必担心。

50 移植后发现胚胎停止发育，胎停的原因有哪些？需要查胚胎染色体吗？

试管婴儿移植后临床妊娠与自然怀孕是一样的，会发生胎停育、宫外孕等，其原因多种多样且错综复杂。

（1）遗传因素：

流产夫妻双方染色体异常约为 3%～8%，普通人群约 0.2%，最常见为染色体平衡易位和倒位，胚胎染色体异常及单基因疾病等。

（2）解剖结构异常：

先天性苗勒管发育异常：单角子宫、双角子宫、子宫纵隔、双子宫；获得性解剖结构异常：宫腔粘连、宫腔息肉、黏膜下肌瘤；宫颈功能不全。

（3）感染因素：

TORCH：弓形虫、风疹病毒、巨细胞病毒、单纯疱疹病毒；人支原体、解脲支原体；沙眼衣原体；其他：细菌性阴道病、微小病毒 B19、李斯特菌病、肺炎克雷伯菌等感染。

（4）内分泌异常：

黄体功能不全；多囊卵巢综合征（PCOS）：影响卵子、胚胎质量，导致子宫内膜容受性下降；甲状腺功能异常；未控制的糖尿病；高催乳素血症：直接抑制黄体颗粒细胞增生及功能。

（5）免疫性因素——自身免疫型：

抗磷脂抗体综合征：直接造成血管内皮细胞损伤，促进血栓形成，抑制滋养细胞功能；系统性红斑狼疮（SLE）；干燥综合征；其他相关自身抗体：抗核抗体、抗甲状腺抗体、抗人绒毛膜促性腺激素抗体、抗子宫内膜抗体、抗精子抗体等。

同种免疫型：母胎之间免疫调节失衡；HLA 相容性过大，封闭抗体缺乏。正常妊娠：父源性 HLA 抗原刺激母体，产生封闭抗体；母胎耐受，妊娠成功。

（6）血栓前状态——易栓症：

由于抗凝蛋白、纤溶蛋白等的遗传性缺陷或因存在获得性血栓形成危险因素而易发生血栓栓塞的一类疾病。

（7）其他因素：

环境因素；精神心理因素；胎盘结构异常；男性因素；不良生活习惯等。

参考文献

[1] 周秀琴, 陈彩蓉, 周林荣, 等. 精液优选后前向运动精子数对夫精人工授精妊娠率的影响 [J]. 国际检验医学杂志, 2018, 39 (18): 2317-2319.

[2] 潘萍, 钟小英, 陈瑞玲, 等. 供精人工授精 1102 例妊娠结局及影响因素分析 [J]. 中国实用妇科与产科杂志, 2012, 28 (02): 140-143.

[3] 林青平, 赖海清, 张丽莉. 来曲唑和克罗米芬在 PCOS 患者促排卵治疗中的效果研究 [J]. 黑龙江中医药, 2018, 47 (05): 175-176.

[4] 胡英, 李娟, 符免艾, 等. 人工授精联合卵泡穿刺术治疗未破裂卵泡黄素化不孕中的应用 [J]. 中国性科学, 2017, 26 (07): 133-135.

[5] 耿琳琳, 曹炀, 黄俊. 人工授精手术中不同黄体支持方法作用的研究 [J]. 生殖医学杂志, 2011, 20 (01): 9-13.

[6] Practice Committee of the American Society for Reproductive Medicine. Evaluation and treatment of recurrent pregnancy loss: A committee opinion [J]. Fertility & Sterility, 2012, 98 (5): 1103-1111.

[7] 刘尧芳, 鲁照明, 詹平, 等. 宫腔镜子宫中隔切除术对妊娠结局的影响 [J]. 实用妇产科杂志, 2014, 30 (10): 781-783.

[8] 全松, 黄国宁, 孙海翔, 等. 冷冻胚胎保存时限的中国专家共识 [J]. 生殖医学杂志, 2018, 27 (10): 925-931.

[9] 黄晓晖, 范保维, 邓庆珊. 雌激素受体、孕激素受体在不孕症子宫内膜息肉组织中的表达及其与宫腔镜术后妊娠的相关性 [J]. 中国妇幼保健, 2018, 33 (04): 864-865.

[10] 李艳梅, 马晓玲, 张莉莉, 等. 自然周期与激素替代周期准备内膜对

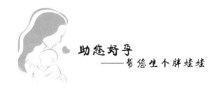
　　冻融胚胎移植结局的影响［J］. 实用妇产科杂志，2018，34（10）：774-777.

［11］蔡冰红，陈娜. 宫腔内灌注粒细胞集落刺激因子对冻融胚胎移植时的薄型子宫内膜的疗效及妊娠结局影响［J］. 包头医学院学报，2018，34（11）：7-8+15.

［12］陈娟文，周颖娴，陈丹霞. 不同内膜准备方案对薄型子宫内膜冻融胚胎移植周期中子宫内膜厚度及妊娠结局的影响［J］. 白求恩医学杂志，2017，15（01）：58-60.

［13］张少娣，李秋圆，张翠莲. 两种不同阴道给药黄体支持方案用于激素替代 FET 周期的临床结局比较［J］. 生殖医学杂志，2019，28（01）：18-22.

［14］陈士岭. 辅助生殖技术与自然流产［J］. 实用妇产科杂志，2016，32（02）：87-89.

［15］邬俏璇，张瑜君，周紫琼，等. 胚胎停育与孕前优生优育体检的研究进展［J］. 中国妇幼保健，2018，33（16）：3832-3835.

第四部分
实验室篇

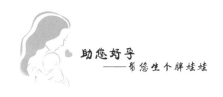
1 备孕男方首先要做哪项检查呢？

男方首先应行精液常规检查，精液常规检查包括精液量、精子密度、活力、活动率、畸形率等，是评估男性生育力的重要方法，可以为备孕或不孕不育患者的诊断和治疗提供可靠的临床参考。

2 男方检查精液应提前做哪些准备呢？

男性应避免过于劳累、生病、酗酒，并禁欲 2~7 天方可到医院检查。

3 男方可以在家取精吗？

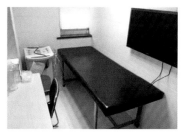

可以，对于取精困难的患者，经医生指导后，允许在家或附近的私密空间取精，在家采集精液标本，受检者应该记录获取精液的时间，并在采集后 1 小时内将标本送到实验室，标本在运送至实验室期间，温度应保持在 20~37 ℃。

4 进行精液检查后，为什么让我一周后复查呢？

对于初次行精液检查的患者，若精液检查结果未在正常参考范围内时，医生会考虑到精液有不同程度的波动性，2 到 3 次精液分析结果才能综合评价患者的近期精液质量，建议患者 1 周后复查，以免不必要的检查及治疗。

5 畸形精子比较多，能正常怀孕吗？

精子畸形率过高，受孕率会有一定程度的下降，但不是一定不能受孕。我们知道正常男性一次射出的精子数量高达几亿个，百分之一正常的话，数量也会有几百万，这也足够让一颗卵子受精了。

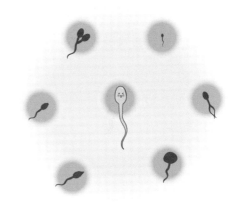

6 精子 DNA 碎片检查有什么意义吗？

精子的遗传物质是染色体，染色体是由脱氧核糖核苷酸（DNA）组合而成的。精子 DNA 完整性是亲代将遗传物质正确传递给子代的基础，在受精和胚胎发育过程中发挥重要作用。精子 DNA 完整性检测反映了精子 DNA 的损伤程度，是判断特发性男性不育症、反复流产、辅助生育及优生预后常用指标。

7 精子是我体内生成的，为什么我还会对它产生抗体呢？

精子具有抗原性，可引起自身免疫反应和同种免疫反应，由于正常情况下生殖系统存在天然的血睾屏障，精子不可能与免疫系统相接触，机体也不会对精子产生免疫应答反应，但当血睾屏障受到破坏致使精子和可溶性抗原暴露于免疫系统，刺激机体产生抗精子抗体，可导致自身免疫性不育。

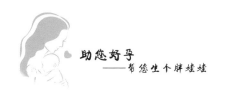
8 医生说我精子顶体有问题，会影响怀孕么？

精子无顶体或顶体小都会影响受精，精子在体内必须经过获能、顶体反应、释放顶体酶溶解卵母细胞周围的放射冠及透明带才能最终穿入卵细胞完成受精。因此，检测精子顶体反应及顶体酶活性可预见精子的受精能力，可作为不育症诊断的指标之一。

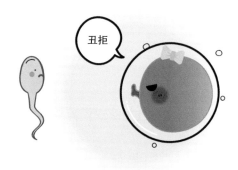

9 男性生殖道感染的病原体有哪些？是怎样检测出来的？

目前男性生殖道感染的常见病原体主要包括支原体、衣原体、淋球菌等。

支原体检测采用支原体分离培养药敏试剂盒，当支原体生长时，培养基中的尿素和精氨酸分解生成的碱性物质引起 pH 值上升，培养基由黄色变成红色。支原体感染后，使生殖道黏膜被破坏，导致局部非特异性免疫增强，生殖道局部巨噬细胞大量吞噬精子。衣原体及淋球菌均采用直接免疫荧光法检测，若患者感染，所形成的抗原－抗体－荧光素结合物在荧光显微镜 495 纳米波段发光照射下可发出亮绿色荧光。

10 做内分泌检查需注意哪些？

对于女性朋友来说，检查内分泌最佳的时间是在月经的第 2 ~ 4 天左右，值得注意的是不管是男性还是女性检查内分泌都需要空腹进行，最好是在上午进行，检查前一天饮食不要过于油腻，避免剧烈运动，如有服药的情况及时与医生沟通。

11 月经量少，担心有卵巢早衰，怎么办？

月经量少的患者可到医院，对卵巢功能进行评估。相关检查包括：性激素六项、AMH，以及卵巢窦卵泡数的监测。如果有卵巢功能减退趋势，并且有生育要求应尽早借助辅助生殖助孕。

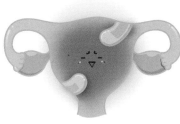

卵巢功能衰退？

心血管系统
动脉硬化和心肌缺血、
心肌梗死

生殖系统
月经不调、阴道萎缩干涩
排卵率低、性冷淡

泌尿系统
尿道萎缩、尿多、尿频、
尿失禁等

神经系统
潮热、易怒、抑郁、失眠等

骨骼
颈椎病、风湿病、关节炎、
骨质疏松症等

体型
发胖、臃肿
臀部下坠、水桶腰等

消化系统
胃部不适、食欲减退、便秘等

皮肤、毛发
干燥、无弹性、脱发
光泽减退等

免疫力降低
易感冒、感染炎症成慢性病等

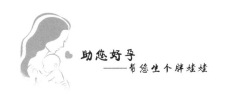

助您好孕
——帮您生个胖娃娃

12 孕期维生素 D 缺乏会带来哪些伤害？

孕期维生素 D 缺乏对孕妇本身可增加孕产期糖尿病发病率，增加先兆子痫发病率；影响新生儿骨骼系统发育、糖代谢功能及免疫系统，同时增加早产风险。

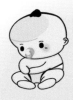
前额突出
从上往下观察
前额突出

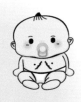
肋骨串珠

"O"形腿
佝偻病的宝宝开始走路后
重力作用形成

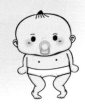
"X"形腿
佝偻病的宝宝开始走路后
重力作用形成

13 激素检测采用的是什么方法？准确性高吗？

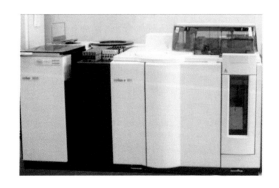

激素检测常采用电化学发光自动免疫分析系统，具有无放射性污染、可自动化、高灵敏度、高准确性、高特异性的特点，此方法已广泛应用于各种激素、肿瘤标志物的临床测定。

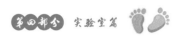

14 婚后备孕，需要做甲状腺功能检查吗？

2017 年美国甲状腺协会（ATA）更新了妊娠期间和产后甲状腺疾病的诊断和管理指南，甲状腺自身免疫性疾病可增加不孕风险、流产风险、早产风险，以及孕妇产后疾病风险，建议备孕时做甲状腺功能的相关检查。

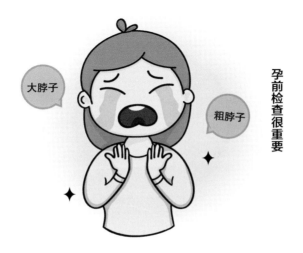

大脖子

粗脖子

孕前检查很重要

15 做了性激素六项，为什么还要做 AMH 检查？

性激素六项可判断下丘脑－垂体－性腺轴的功能，用于预测排卵时间、对内分泌治疗的效果检测和对不孕不育原因的诊断和鉴别诊断，具有重要的临床意义和参考价值。

AMH 只来源于卵巢，可作为卵巢功能的评价指标，评价卵巢储备功能，预测促排卵的效果、试管婴

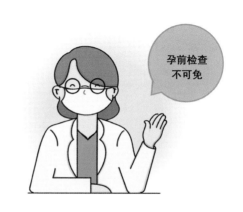

孕前检查不可免

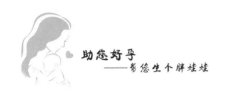

儿结局及绝经年龄，同时可评估女性生育能力，便于制定个体化生育计划。

16 医生让我检查 HE4+CA125，这是什么项目？

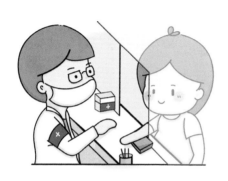

人附睾蛋白 4（HE4）和糖类抗原 125（CA125）均为卵巢癌标志物，单一检测 CA125 在卵巢癌风险评估及检测中会有不足，HE4 在生殖系统和呼吸系统中表达；在上皮性卵巢癌中常见升高；无论是卵巢恶性肿瘤早期还是晚期阶段，均出现 mRNA 和蛋白水平表达的升高，是对 CA125 的有效补充，可帮助改善卵巢癌的全程管理，更好地监测卵巢癌疾病进展及复发，提高卵巢肿瘤的诊断准确性。

17 抽血化验，你真的"空腹"了吗？

医学上的"空腹"一般要求采血前 12～14 小时内禁食，最少也应保持空腹 8 小时以上。在抽血的前一天应保持平常饮食习惯，不喝酒；晚饭后不喝咖啡或浓茶。第二天早晨起床后，不吃早餐，少喝或不喝水，避免剧烈运动，平静地到医院去采血。

18 哪些抽血检查需要空腹？

不是所有的抽血项目都需要空腹检查。空腹血糖、血脂、肝肾功能、电解质等必须空腹检查。还有一些"小空腹"项目，指的是早上没吃高蛋白、高脂肪类食物，只喝了稀饭这类食物，这类人可以推迟（早餐后4小时）抽血化验，包括凝血功能、糖化血红蛋白、血常规、血，以及所有免疫项目，如乙肝三系、肝炎全套、各类激素、心肌标志物、甲状腺功能、肿瘤标志物、自身抗体等。

19 我的宝宝是在试管中长大的吗？什么是试管婴儿？

试管婴儿是体外受精－胚胎移植的俗称，并不是真正在试管里长大的婴儿，而是指从妇女体内取出卵子，体外培养后，加入经过处理获能的精子，使之受精，受精卵发育成2~8个卵裂球或囊胚后，移植回母体子宫内并使之着床的完整过程。您的胚胎住在培养室里，培养室内有专用的培养箱，工作人员将胚胎放在含培养液的专用培养皿里，然后将培养皿放置在

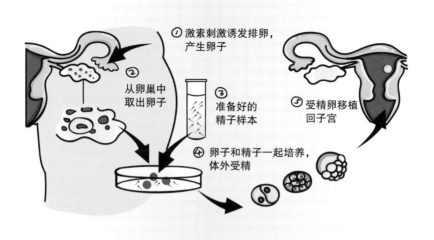

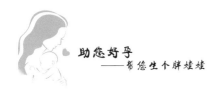

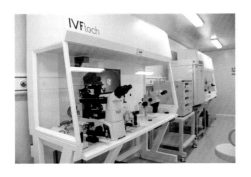

培养箱内。培养箱需恒温恒湿，并严格控制二氧化碳及氧气的浓度，创造出一个模拟子宫的优良环境。此外，用于培养胚胎的培养液、培养皿及培养室的空气质量都有严格的要求。

20 实验室使用的耗材，安全吗？

实验室使用的耗材要求：

（1）无菌无尘：保证胚胎不受污染。

（2）无毒无味：保证受精卵发育潜能不受损。

（3）质量控制：与配子及胚胎直接接触的耗材在使用前都需要做质量控制实验，合格后方可使用。

21 我生过一个唐氏综合征的孩子，能否通过做试管婴儿获得正常孩子？

唐氏综合征也是较常见的染色体疾病，是由于增加了一条21号染色体，又称21-三体综合征。主要表现出发育迟缓、智力低下等症状，不能治愈。但每个儿童的表现可能不同，会有一些差异。唐氏综合征可以提前筛查。

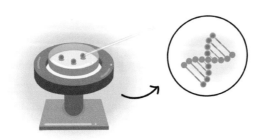

第三代试管婴儿即胚胎植入前遗传学诊断技术，通过对胚胎染色体进行遗传学分析，选择染色体正常的胚胎进行移植，可有效防止遗传疾病的患儿出生。

22 生二胎，可以做性别选择吗？

不可以！国家有明文规定，辅助生殖不可以做性别选择！这种具有性别歧视和导致男女比例失衡的不良行为是国家卫生健康委员会明令禁止的。

23 试管婴儿分哪些类？分别适合哪些不孕人群？

目前，国内试管婴儿技术主要分为三代，第一代试管婴儿即常规体外受精 – 胚胎移植术，主要适用于女方输卵管因素、男方精液基本正常或欠佳的夫妇。第二代试管婴儿即卵胞浆内单精子显微注射术，主要适用于男方精液质量差的夫妇。第三代试管婴儿即胚胎植入前遗传学诊断技术，适用于有遗传因素，需要选择健康胚胎移植的夫妇。

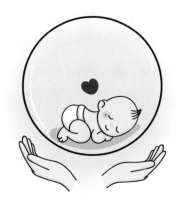

24 第一代试管婴儿和第二代试管婴儿有什么不一样呢？

通俗点讲，第一代试管婴儿就像自由恋爱，让精子和卵子自己结合，

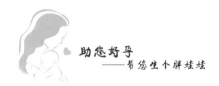

成千上万的精子竞争追求卵子，最后会有一条精子获得卵子的芳心。第二代试管婴儿像包办婚姻，胚胎学家选择一条形态好的精子注射到卵子内，使其受精。

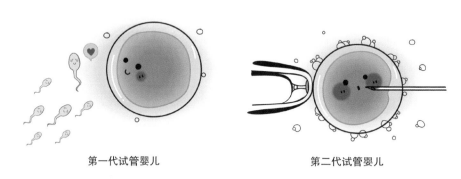

第一代试管婴儿　　　　　　　　　　第二代试管婴儿

25 如果我做过一个周期的第一代试管婴儿，第二个周期能否直接选择第二代试管助孕？

如果出现前次周期 IVF 受精失败的情况，下个周期可以选择第二代试管（ICSI）助孕。如果第一周期受精良好，第二周期不需要采取第二代受精方式助孕。第二代和第一代只是受精方式的不同，并非第二代就比第一代好。

26 对于精子质量极差的患者，医生是怎么样选择精子做第二代试管婴儿呢？

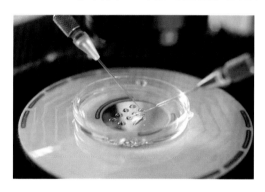

在操作前，实验室工作人员会将精子进行优化，然后在操作系统的显微镜下选取一条形态正常的活动精子，通过一个极细的显微注射针，将这条精子注入卵胞浆内，完成受精。

27 畸形精子症的患者能直接选择做第二代试管婴儿么？能获得正常的孩子么？

单纯畸形精子症并不是做第二代试管婴儿的指征。需要结合精子的密度、成活率、活力综合判断，选择受精方式。研究证明，畸形精子的遗传基因多数是正常的，也能获得正常的孩子。

28 全卵不受精和低受精有什么区别？

全卵不受精与低受精通常指的是在体外受精过程中的受精失败，受精失败依据未受精卵子在全部卵子中所占的比例分为完全受精失败（全卵不受精）和部分受精失败（低受精）。

常规体外受精中获取的卵母细胞与精子共孵育后，全部卵母细胞在受精后的 16～20 小时，未观察到原核出现，称之为完全受精失败（全卵不受精）。如受精卵占卵细胞的比例，即受精率小于 25%～30%，称之为部分受精失败（低受精），一般低受精判断标准是受精率小于 30%。

29 医生是怎么判断精子和卵子受精了？

受精是指成熟卵母细胞完成第二次成熟分裂并与精子融合形成受精卵，同时释放出第二极体的过程。目前受精的评估主要根据在适当时间观察第二极体和原核情况而定。

卵母细胞受精包括：精子体外获能、顶体反应、穿过颗粒细胞、与透明带结合、穿过透明带、与卵胞质融合，然后精子核解聚等。此过程中任

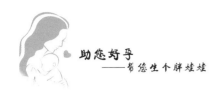
何一个环节出现问题，都会导致低受精或不受精。

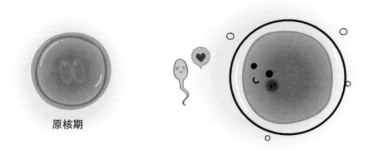

原核期

30 优质胚胎是怎么评分的？只有移植优质的胚胎才会怀孕吗？

胚胎评分分为细胞期与囊胚期。

（1）细胞期。优质胚胎：D3 细胞数 7～9，碎片≤10%；利用胚胎：D3 细胞数≥4，碎片≤15%。

（2）囊胚期。（D5/D6）：优质囊胚，3 期及 3 期以上且内细胞团和滋养层评分不含 C 的囊胚；利用囊胚，3CC 以上含 C 的囊胚。

Gardner 囊胚评分标准：

先根据囊胚的扩展和孵出程度将囊胚分为 1～6 期：

⊙ 1 期：早期囊胚，囊胚腔体积＜囊胚总体积的一半；

⊙ 2 期：囊胚腔体积＞囊胚总体积的一半；

⊙ 3 期：扩展囊胚，囊胚腔占据整个囊胚；

⊙ 4 期：扩展后囊胚，囊胚腔体积较早期囊胚明显扩大，透明带变薄；

⊙ 5 期：正在孵化的囊胚，囊胚正从透明带破裂口孵出；

⊙ 6 期：孵化出的囊胚，囊胚完全从透明带中脱出。

然后根据细胞数量和细胞黏结程度，将 ICM 和 TE 分为 A～C 级：

ICM 评分：

⊙ A 级：细胞数目多，结合紧密；

⊙ B 级：细胞数目较少，结合较松散；

⊙ C 级：细胞数目极少。

TE 评分：

⊙ A 级：细胞数目多，囊胚四周均有细胞分布；

⊙ B 级：细胞数目较少，上皮细胞较松散；

⊙ C 级：细胞数目极少。

（3）特殊情况：① D3 评分的胚胎细胞数达 7～9，但胞质内含有多核、空泡，透明带异常等现象，不评为优胚。② Late-ICSI 胚胎：细胞期胚胎均不评为优胚。

并不是移植优质胚胎才能怀孕，只要是达到利用胚胎的标准，都有机会怀孕。

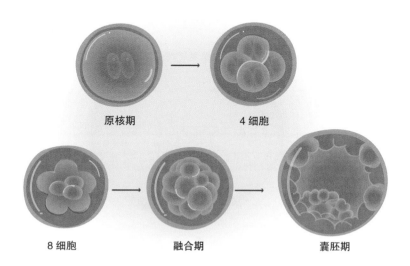

原核期　　　　　　4 细胞

8 细胞　　　　融合期　　　　　囊胚期

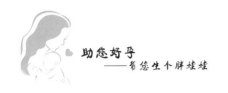
31 影响胚胎发育的因素有哪些？

影响胚胎发育的因素有患者夫妇的原发病、不孕不育年限、年龄、BMI、性激素水平、促排方案、卵巢的反应性、获卵数与大泡数的符合程度、卵子与精子质量、临床医生及实验室医生操作水平，以及实验室培养条件如空气质量、温度、湿度、pH 值、培养箱类型、氧气浓度、培养液类型、胚胎培养密度等。

32 移植三级胚胎会影响成功率吗？

根据国内外大量数据证明，三级胚胎比优质胚胎移植妊娠率低一些，但它并不作为一个独立的因素判断成功率，而与成功率相关的还有其他因素。

33 同样的培育环境为何有的胚胎生长得好，而有的发育的差呢？

患者的卵子是通过体外促排获得的，大多数卵泡的成长步伐不会是完全同步的，一般只有发育恰到好处的优质卵子才能进行受精，受精后并非所有的胚胎都可以完成卵裂，发生卵裂的比例为 95% 以上，所以，发育成胚胎的质量也会有好有差。

34 好胚胎的标准是什么？怎么样才能获得好的胚胎？

好胚胎标准：

⊙ 遗传学上"正常"的胚胎；

⊙ 胚胎评价达到高分的胚胎；

⊙ 发育学上有分化发育为正常个体潜能的胚胎；

⊙ 伦理学上是符合人类生殖伦理的胚胎。

获得好胚胎的条件：

⊙ 要到国家卫生健康委员会批准的人类生殖辅助中心就诊；

⊙ 遵守医嘱，不随意停药；

⊙ 放松心情，保持积极向上的良好心态。

35 有过宫外孕病史的患者，应该优选什么样的胚胎进行移植呢？

首选囊胚移植。囊胚移植优点：①进一步筛选发育潜能高的胚胎，提高妊娠率；②胚胎发育与子宫内膜更加同步化；③降低宫外孕率。

患者有两种方案选择：①要看患者 D3 可利用胚胎数，如果优胚数≥4枚，可选择部分性胚胎养囊胚，若有囊胚形成，可行囊胚移植；②将 D3 利用胚胎全部养囊胚，若有囊胚形成可行囊胚移植；第一种方案优点是：若无囊胚形成，可保留剩余胚胎移植；第二种方案缺点是：若无囊胚形成，将面临取消周期的风险。

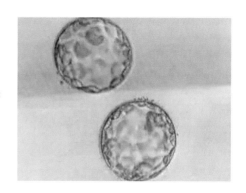

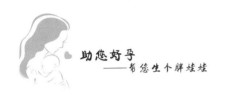
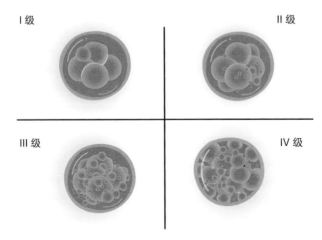

I 级   II 级

III 级   IV 级

36 冷冻的精子可以保存多久呢？

国际上的研究者认为，只要存储的方法得当，在很长时间内精子的存活率都不会出现很大的变化。精子在 –196℃的液氮中至少可储存 10 年。一般来说，冷冻前精子的活动率及正常形态率越高，其冷冻复苏后精子的活动率也会越高。

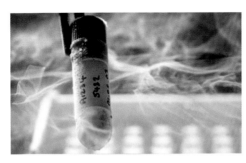
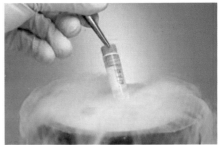

37 取的卵多，能用的胚胎却比较少，会影响成功率吗？是什么原因造成的呢？

不会影响成功率。胚胎发育的过程中会产生优胜劣汰，发育潜能差的会被淘汰，发育潜能好的会留下来。只要有可移植的胚胎，均有受孕的可能。

38 精液优化是挑选最好的精子吗？人工授精的精液是怎么进行优化的呢？

精液优化是辅助生殖技术一个非常重要的环节，不仅可以去除精浆、不活动精子、畸形精子、细胞碎片及其他有害物质，而且还可以制备出含高比例的形态学正常的活动精子。一般采用三种方法：上游法、梯度离心法和直接离心法。根据不同的精液情况采用不同的优化方法。人工授精主要采用上游法，顾名思义就是利用活动精子有向上游到培养液中的能力，从而将活动精子与死精子、白细胞及杂质分开，适用于精液质量较好和"相对正常"的精液。

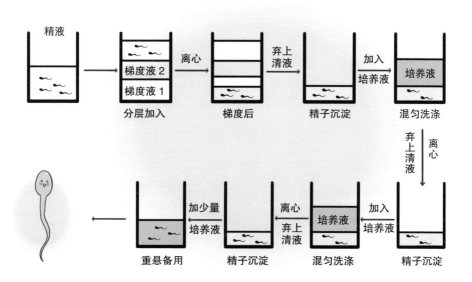

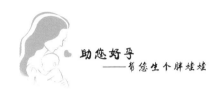

39 医生告诉我卵子比较生，什么样的卵子是生卵呢？

卵母细胞的成熟度分级，分为 4 期。Ⅰ期（GV 期卵母细胞），Ⅱ期（M1 期卵母细胞），Ⅲ期（M2 期卵母细胞），Ⅳ期（过熟状态）。其中 1 期和 2 期被定义为"生卵"。"生卵"在显微镜下的特点是周围细胞和卵丘细胞紧密包裹卵母细胞。

40 手术取精的患者能够有优质的胚胎吗？出生的孩子正常吗？

手术取精的患者能够得到优质的胚胎。大数据证明：手术获得的精子的遗传基因多数正常，其出生缺陷率与自然妊娠相比没有差异，所以手术取精的患者可以得到正常的孩子。

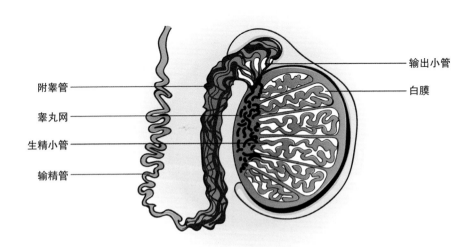

41 我的精子特别少，可以进行冷冻吗？

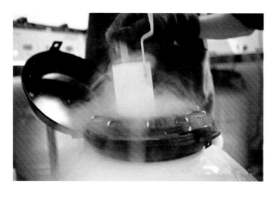

精子少并不是冷冻精液的指征。冷冻精液主要用于：

⊙ 男方取精困难的患者；

⊙ 隐匿精子症；

⊙ 梗阻性或非梗阻性（睾丸性）无精症，经手术取精获得的精子。

如果您符合以上几点，可以进行冷冻。

42 如果我选择供精，精子的来源和特征我可以自己选择吗？

因为精源有限，不可以自行选择。胚胎实验室医生会根据患者的血型、身高，以及体貌特征选择适合患者的精源。

43 胚胎是如何进行冷冻的？胚胎能够保存多久？

胚胎冷冻技术是将胚胎置于一种特殊的保护剂中，待胚胎充分的脱水及降温后，保存在超低温的液氮中的一项技术。目前，常采用最安全的玻璃化冷冻技术。

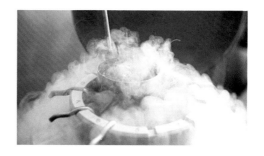

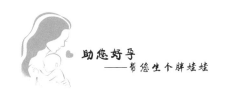
这种方法冻存胚胎，解冻胚胎的复苏率高，也能很好的保证胚胎解冻复苏的移植妊娠率。当然，冷冻胚胎技术本身是不会对胚胎造成影响的，国内公认的胚胎的保存时间不超过10年。

44 解冻移植时，可以任意选择自己的胚胎及个数吗？

解冻移植时，医生会根据患者的年龄、胚胎的质量、子宫的容受性及身体情况选择最适宜移植的胚胎数目和形态。

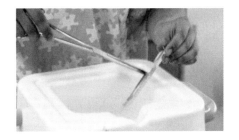

45 胚胎在解冻过程中会出现损伤吗？是否会影响妊娠率？

胚胎的解冻并不只是一个简单的复苏过程，其是否会损伤，与胚胎在冷冻之前的质量、合适的冷冻解冻保护剂、操作人员的技术水平有关。玻璃化冷冻技术的解冻复苏率在95%以上，临床数据证明，个别卵裂球或碎片的坏死并不会对妊娠造成影响。

46 移植新鲜胚胎和移植解冻胚胎二者妊娠率有差异吗？对出生的孩子会有什么影响？

一般来说，移植新鲜胚胎和移植解冻胚胎的妊娠率、活产率及出生的孩子是没有差异的，部分患者在新鲜周期身体不适宜移植时，医生会建议患者冷冻胚胎，待机体恢复正常后选择解冻胚胎移植。

 辅助孵化是什么？为什么医生会建议我做这个呢？

辅助孵化技术是一项通过化学、机械或激光的方法将胚胎透明带进行切薄、打孔，以帮助胚胎从透明带内孵出的技术。这项技术旨在促进胚胎从透明带内孵出、增加胚胎植入子宫内膜机会，提高胚胎着床率，目前主要应用于高龄、胚胎透明带增厚、形态学指标异常的患者。

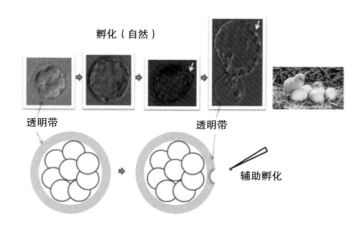

孵化（自然）

透明带 透明带

辅助孵化

48 什么是囊胚培养？什么情况下会进行囊胚培养呢？都说囊胚移植的妊娠率高，那我可以把所有胚胎都选择囊胚培养吗？

囊胚培养是一种序贯培养技术，是指在胚胎发育至第 3 天的基础上，将胚胎继续培养到第 5 ~ 6 天，根据形成囊胚的速度及形态来进行评分。这样既可以激发胚胎的发育潜能，也可使胚胎的发育与子宫内膜更加同步化。目前，我们建议胚胎发育至第 3 天，选择部分胚胎进行冷冻后，其余胚胎可

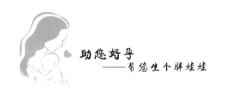

进行囊胚培养。同时对于反复移植失败的患者，也可将胚胎进行囊胚培养后选择移植。虽然很多数据证明，移植囊胚的妊娠率高于细胞期胚胎，但是我们仍然建议，在有较多可利用胚胎的情况下，优先选择部分细胞期的胚胎冷冻后，其余胚胎再行囊胚培养。如有部分患者反复移植细胞期胚胎未孕，也可将所有胚胎进行囊胚培养后选择移植囊胚，但同时要面临可能无利用胚胎的风险。

49 为什么医生会让我单囊胚（单胚胎）移植呢？

选择性单胚胎移植，是降低多胎分娩最为有效的措施。与单胎妊娠相比，多胎妊娠后母婴所面临的并发症显著增高。一般情况下，对瘢痕子宫、宫颈功能不全或子宫畸形的患者，建议移植一枚胚胎。

50 胚胎的级别低，会影响怀孕率么？

无论是高评分胚胎，还是低评分胚胎移植后都有妊娠的机会。只是不同级别的胚胎移植后妊娠概率是不一样的，随着胚胎评分的降低，其妊娠的概率也随之下降，但不代表低评分胚胎移植后就没有获得妊娠的希望。

参考文献

［1］熊承良. 临床生殖医学［M］. 北京：人民卫生出版社，2007.

［2］世界卫生组织. 世界卫生组织人类精液检查与处理实验室手册［M］. 谷翊群，译. 北京：人民卫生出版社，2011.

［3］庄广伦. 现代辅助生育技术［M］. 北京：人民卫生出版社，2005.

［4］李金明，刘辉. 临床免疫学检验技术［M］. 北京：人民卫生出版社，2015.

［5］黄国宁. 辅助生殖实验室技术［M］. 北京：人民卫生出版社，2014.

［6］靳镭，任新玲. 实验室因素对胚胎发育和后代的影响［J］. 生殖医学杂志，2017，26（05）：403-408.

［7］封利颖，初亚男，邹秉杰，等. 胚胎植入前遗传学诊断新技术的研究进展［J］. 医学研究生学报，2018，31（08）：887-891.

［8］王树玉. 人类辅助生殖技术的研究进展［J］. 北京医学，2017，39（11）：1085-1087.

［9］刘平，廉颖，郑晓英，等. IVF/ICSI 受精失败的原因［J］. 生殖医学杂志，2009，18（03）：189-191.

［10］曹仁康，谭晓珊. 非优质胚胎冷冻及移植价值的研究进展［J］. 西藏医药，2016，37（03）：86-88.

［11］李明国，张斌，李亚玮，等. 多次精液优化技术的临床应用进展［J］. 解放军医药杂志，2016，28（09）：114-116.

［12］黄茜，丘映，许常龙，等. 精子优选方法对人工授精治疗结局的影响［J］. 中国性科学，2013，22（06）：35-37.

［13］全松，黄国宁，孙海翔，等. 冷冻胚胎保存时限的中国专家共识［J］. 生殖医学杂志，2018，27（10）：925-931.

第五部分

护理咨询篇

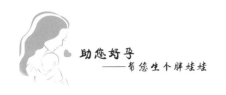
1 对于有生育需求的女性，出现哪些情况建议到生殖门诊就诊？

对于有生育需求的女性，以下情况建议到生殖门诊就诊：

⊙ 已婚女性年龄<35 岁，超过 1 年正常的未采取避孕措施的性生活后未怀孕；

⊙ 已婚女性≥35 岁，超过半年正常的未采取避孕措施的性生活后未怀孕；月经不规律或闭经；

⊙ 两次以上的胚胎停育史；

⊙ 子宫内膜异位症或痛经；

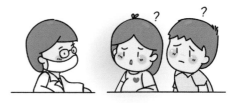

⊙ 严重痤疮或多毛症；

⊙ 盆腔炎或异位妊娠史；

⊙ 其他因素，如内分泌问题等。

2 第一、二、三代试管婴儿技术有何不同？患者是否可以自行选择？

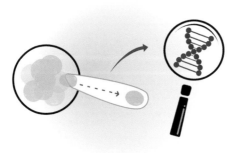

第三代试管婴儿

一代、二代或三代并无级别的高低，它们分别适应于不同的人群：第一代试管适应于女性因素的不孕夫妇；第二代试管适应于男性因素或第一代试管授精失败的夫妇；而第三代试管适用于有遗传因素，需要选择健康宝宝的夫妇。

3 试管婴儿过程大约有几个步骤?

（1）夫妇双方完善相关检查：确定适应证排除禁忌证，如发现异常及时治疗后再进行试管助孕。

（2）确定促排卵方案，药物刺激卵巢：用 Gn（促性腺激素、FSH、LH）刺激卵巢，使多个卵泡同时生长发育。给予 HCG 促进卵子最终成熟。具体方案很复杂，由专业人员根据患者卵巢功能等综合考虑后确定。

（3）取卵和取精：给予 HCG 后 36～38 小时，经阴道用取卵针采集卵子，丈夫同时取精。

（4）实验室受精和胚胎培养：将卵子和精子置于实验室的培养皿中完成受精并进行培养，过程也比较复杂，需要专业人员进行操作。

（5）胚胎移植：将可移植胚胎放入子宫。

（6）黄体支持：取卵后即可进行黄体支持治疗，14 天后进行妊娠测试，若为阳性，持续黄体支持治疗，至胎盘具有自主分泌功能为止，一般持续

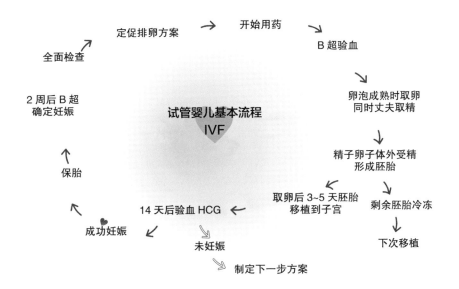

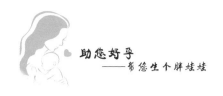

到孕 10 ~ 12 周。

 行试管婴儿助孕治疗需要做哪些准备？

（1）心理准备：目前试管婴儿助孕平均成功率为 50% ~ 60%。费用相对较高，存在一定风险，所以在接受试管婴儿助孕前要有充分的心理准备，保持良好心态，轻松的心情非常重要。

（2）时间准备：试管婴儿技术不受季节限制，但整个过程需要 2 ~ 3 个月甚至更长时间，所以请安排好工作时间，特别是女方。

（3）其他：严格遵循医嘱，按时接受检查和治疗；饮食多样化，均衡营养，保证充足叶酸的摄入；注意发现身体的异常情况并及时告诉主管医生；不吸烟饮酒、少去公共场所；避开各种辐射；其他疾病的用药要与主管医师讨论后应用。

5 试管婴儿助孕需要准备什么证件，有哪些要求？

拟做试管婴儿的夫妻必须是合法夫妻并符合国家有关计划生育政策。

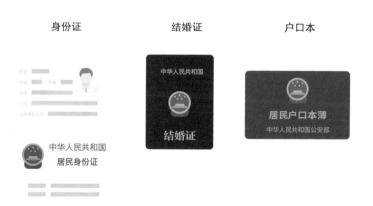

身份证　　　　　　　结婚证　　　　　　　户口本

需要准备夫妻双方的身份证原件、夫妻双方的结婚证原件（如为供精患者，需双方户口本原件）交医护人员查验并保留夫妻双方身份证、结婚证（夫妻双方结婚证照片页、内容页）等证件的复印件。港、澳、台、涉外婚姻及外籍人士应出示当地身份证或护照及婚姻证明并交复印件保存备案。

6 一次试管婴儿助孕的周期大约需要多长时间？

一个试管婴儿助孕的新鲜周期包括从准备做试管婴儿开始，前期检查阶段、促排卵、取卵取精、移植，直到胚胎移植 14 天验血确认是否妊娠。这是一次完整的治疗周期。一个周期所需的时间一般在 2 ~ 3 个月，具体的时间分布，要根据患者自身情况等因素来决定，与患者的具体情况、用药方案息息相关，时间长短不一，没有统一规定的标准。

7 试管婴儿是在试管中长大的吗？

不是，是将从母体取出的卵子置于培养皿内，加入经优选诱导获能处理的精子，使精卵在体外受精，并发育成前期胚胎后移植回母体子宫内，经妊娠后分娩

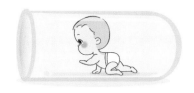

的婴儿。由于胚胎最初 3 ~ 6 天在培养皿内发育，所以又称之为试管婴儿。

8 试管婴儿是自己的亲生骨肉吗？

毋庸置疑，试管婴儿当然是夫妻双方的孩子！因为胚胎来源的精子与

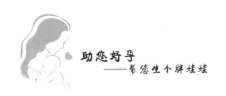

卵子均来自夫妻双方（供精、供卵除外），只是最初的 3～6 天培养的环境发生了改变而已。最终，夫妻双方的遗传基因将准确无误地在您的试管宝宝身上最大限度地得以体现。

9 做试管婴儿助孕可以选择男孩吗？要做个双胞胎可以吗？

根据有关规定，试管婴儿助孕禁止非医学需要的性别鉴定，当遗传检查发现夫妇可能生育性别相关遗传病的孩子时，法律才允许选择性别，方可通过三代试管婴儿助孕技术进行筛选无基因疾病的婴儿。另外，在国内试管婴儿成功案例中，成功怀上双胞胎的概率是 20% 左右，试管婴儿的多

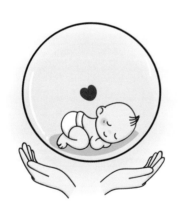

胎率已远远高于自然妊娠，又因其引起的各种并发症较高，如妊娠期高血压、胎膜早破、流产、早产，以及瘢痕子宫妇女双胞胎妊娠子宫破裂的风险等，国家卫生健康委员会对移植胚胎数目有了更加严格的规定，同时建议在孕早期行减胎术等措施都是为了尽最大可能确保母婴健康及安全。

10 为什么每个人的 IVF 治疗方案会有所不同呢？

IVF 的治疗方案是非常个性化的，医生根据患者各项检查指标及卵巢储备功能的评估来选择治疗方案和调整药物剂量，因此需要患者配合进行，以便医生了解患者的情况。需要患者调整好自己的心态，不要因此互相比较导致心情起伏，保持一颗平常心。

11 男方工作很忙，试管婴儿助孕需要来几次呢？

试管婴儿助孕主要由 5 个时期组成：准备期（1～3 个月）+降调期（14～30 天）+促排期（10 天左右）+取卵移植（3～5 天）+等待验孕（14 天）。正式进入试管婴儿周期（注射降调节药品）到移植需要 1 个月左右。整个治疗过程如无特殊情况男方需来院 4 次：①初诊日，需书写男女双方病历资料，进行相关检查；②建档日，夫妻双方需签署知情同意书并提供证件；③取卵日：女方取卵日同时是男方的取精日；④胚胎移植日：再次核对双方证件并签字移植。女方来院时间相对较多，特别是促排卵期间，有时需要隔天或每天来院监测卵泡和激素情况，所以上班的患者朋友，在这段时间尽量休假半个月。如果有个别特殊情况的将有所差异。

12 试管助孕过程中用药会影响孩子的健康吗？

熟悉试管的人都知道，试管过程中会应用促排卵药、激素类药物及保胎药等，那么在应用大量药物情况下究竟会不会导致胎儿畸形呢？这是大家普遍比较关心的问题。目前，世界上已经有几百万试管婴儿出生，与自然妊娠相比，畸形率及流产率无明显差异，因此可以说试管婴儿助孕不仅不增加畸形率及流产率，就连孩子的智力均不受影响。试管助孕过程中用的雌孕激素是正常妊娠过程中应该分泌的，对妊娠起到保护作用，与常规意识中的激素不是一个概念，不能视为等同。

13 检查报告单有效期是多久？既往在其他医院做过一些检查报告可以使用吗？

化验检查报告有效期：血常规、尿常规、白带常规、支原体、衣原体、

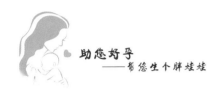
淋球菌、加德纳菌、血沉、甲功三项、传染病检查为半年；凝血、肝功、肾功、血脂血糖、甲功全套、TORCH、AcAb、CA125、TCT是一年有效；血型、染色体是终身有效。一般认可二级及以上医院的检查报告，并需加盖互认章且在有效期内的检查单方可使用，但是双方传染病、血型必须在本院检查。

14 查性激素六项应在月经第几天来？

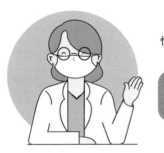

性激素六项检查最佳时间

在月经来潮第2~4天

最好安排在月经来潮第2~4天来院抽血，需早晨空腹。最好在早上10时前进行。因为正常人血清物质水平的参考范围都是以早上8时到10时为基线来进行定义的。太早或太晚都会因为体内生理性内分泌激素的影响，使检测值失真，不利于医生做出正确的诊断。

15 阴道B超检查的一般时间和注意事项是什么？

（1）拟监测自然周期排卵的B超时间：月经规律者一般在周期第10天左右来院检查，月经周期延长者适当后延或遵医嘱。

（2）试管婴儿治疗中的B超时间：制定用药方案常在月经第2~3天做B超，具体时间应遵医嘱。

（3）注意事项：无须空腹，做B超前应排空膀胱，不要穿连体裤，按预约时间就诊。

16 男方精液检查取精有哪些注意事项？检查结果正常，还需要再次检查吗？

精液检查前需男方禁欲 3~7 天；用手淫方式采集。因为精液的质量波动大，影响因素很多，如劳累、生病都有可能影响精液质量，仅凭一次测量结果不能做出准确判断，因此精液的检查都要重复 2~3 次。如果男方精液有异常需要调整，则可能会增加精液检查的次数。

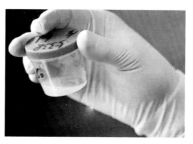

17 宫腔镜检查的目的是什么？

宫腔镜检查的主要目的是评估子宫内膜情况。在不孕症的患者中，宫腔镜检查常可发现子宫内膜息肉、黏膜下子宫肌瘤、子宫腔畸形及宫腔粘连等。可在进行胚胎移植前进行前期处理，改善宫腔内环境。

宫腔镜—不孕不育的"杀手"

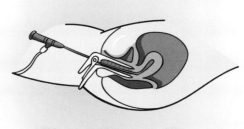

适用于：

优点：直观、准确、不痛、不伤子宫

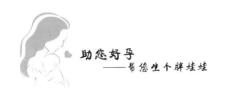

18 什么时候可以建病历？需要准备哪些资料？女方能代签字吗？

一般在月经第二天，性激素及 B 超符合要求的情况下，医生安排进入 ART 周期，开具建病历医嘱即可建病历。建病历时需要夫妻双方同时到场，带齐双方结婚证、身份证原件、复印件（供精患者需提供双方户口本原件、复印件）、所有化验单原件（复印一份备存）。如果男方有事不能到场，女方是不可以代为签字的。试管婴儿助孕遵循知情同意的原则，故签署知情同意书时，必须双方到场，确保在充分知情的情况下进行试管助孕。护士还要对夫妇的证件和本人进行核查并进行夫妇指纹录入及拍照。

19 促排后会不会减少卵巢的储备？会造成卵巢早衰吗？

机体内源性 FSH/LH 对卵泡发育有优势选择的作用，仅有 1 个优势卵泡发育并排卵，而其他小卵泡闭锁，从而停止发育。药物刺激卵巢治疗中，使用外源性促性腺激素促使那些本来在自然周期应该停止发育的卵泡同时发育，得到多个卵子。所以，理论上使用促性腺激素不会造成卵巢早衰，也不会减少卵巢的卵子。

20 使用促排卵药物后第 8 天，有肚子胀的现象，正常吗？

使用促排卵药物的中、后期，由于卵巢内发育的卵泡数增多，卵泡体积增大，卵巢也会相应变大，这时您可能会出现轻微腹胀、腹痛的现象，此时需注意避免剧烈活动，如果腹胀较严重则可能需要用药，若出现以上情况，建议您及时咨询您的主诊医师。

21 促排卵期间感冒怎么办？

如果感冒长期不愈，势必会影响整个机体的免疫功能，如果病情加重、发热的话，对身体的危害会更大，也会影响机体的生殖功能，不利于胚胎着床，对胚胎的发育也会产生不利的影响。所以如果在促排卵期间发生了感冒、发热、咳嗽，要积极到内科就诊，积极治疗，告诉医生准备怀孕，专科医生会结合个体情况进行合理指导用药。

22 监测排卵过程中，阴道有蛋清样分泌物流出是否是排卵了？

不是。阴道有蛋清样的分泌物其实是宫颈的分泌物。宫颈在受到雌激素的作用后会产生大量蛋清样的分泌物，所以有蛋清样分泌物时说明卵巢可能有大卵泡，大卵泡产生雌激素作用。

23 促排卵后能否像平时一样进行运动？

促排卵后卵巢会增大，这时易发生卵巢蒂扭转，建议患者减缓活动但不影响日常生活，此时不建议进行剧烈的运动及突然的体位变化。

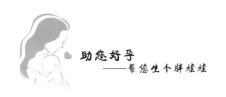
24 促排卵后丈夫什么时候需要排精一次？

一般建议在女方卵泡直径至 12 毫米左右时排精一次，以后不再排精。在女方取卵当天取精，如有特殊情况也可以提前冷冻精子。

25 做试管婴儿有哪些常见并发症？

（1）卵巢过度刺激综合征（OHSS）：由于使用了促排卵药物，有多个卵子发育，在取卵后有个别患者会出现卵巢过度刺激综合征，一般表现为腹胀、少尿、胃肠不适、气促等，B 超检查可发现双侧卵巢明显增大、腹水（甚至胸腔积液）等，如果怀孕了症状会持续一个多月才会消除。如果出现以上的症状，应回院就诊或就近诊治，并和医院联系。

卵巢过度刺激综合征是试管婴儿过程中最常见的并发症，轻度的不需特殊处理，重度的则需住院观察治疗。高蛋白饮食，腹胀的患者宜少食多餐，以低糖高蛋白易消化食物为主。避免过度劳累，避免腹部受压及撞伤。绝大多数患者经过积极的心理调整和一般的临床处理均可安全度过。

（2）多胎妊娠：在移植 1 个以上胚胎的试管婴儿助孕中，容易发生多胎妊娠。多胎妊娠发生率为 15%～20%。多胎妊娠的母婴并发症的发生率高于单胎妊娠，容易发生流产、早产、妊高征、胎膜早破、产后出血等妊娠并发症；新生儿容易出现颅内出血、脑瘫、呼吸窘迫综合征等。故妊娠双胎建议减胎，妊娠 3 胎或 3 胎以上必须接受减胎手术。

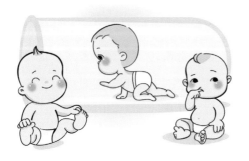

试管多胞胎
是减还是留？

26 夜针注射时，注意事项有哪些？

- ⊙ 停药日需携带好生活用品及相关证件在留观病区办理留观手续；
- ⊙ 根据医嘱携带就诊卡前往药房领取所需药物交给留观病区护士；
- ⊙ 注射夜针前 30 分钟测尿 LH 试条，并找护士看结果，提前 5 分钟前往治疗室准备夜针注射；
- ⊙ 不可同房、剧烈运动、按压腹部、干重体力活，无须再测尿 LH 试条；
- ⊙ 如出现腹痛现象，随时告知医生护士；
- ⊙ 注射夜针次日晨遵医嘱抽血、擦洗。

27 常用的夜针注射药物有哪些？夜针后什么时候取卵呢？

常用的药物有艾泽（重组人绒促性素）及国产人绒促性素注射液。夜针的作用是促进卵子的最终成熟。一般在注射夜针后 36~38 小时取卵，具体取卵时间根据促排卵方案及夜针前后激素变化决定，取早了获卵率低，取晚了会排卵。

28 取卵会不会很痛，可以全麻吗？

取卵手术的疼痛程度与卵巢位置、卵泡多少及个人体质相关，有些医院提供全麻，可行无痛取卵。要求术前 8 小时禁饮禁食，在您取卵前两日，医护人员会向您详细交代具体的注意事项。您也可以选择局麻取卵，疼痛程度基本可以忍受。

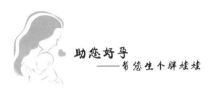
29 取卵前的注意事项有哪些？

⊙ 术晨可少量进食易消化、少汤水食物（全麻患者需在术前晚 10 点后禁食禁饮）；

⊙ 取卵当日夫妻双方携所需用物（打针注射医嘱本、女方就诊卡、双方结婚证身份证原件、局麻药物：吲哚美辛栓）行术前准备：签署取卵知情同意书、证件审核、阴道擦洗、肛门放药；准备就绪至手术区，身份识别后女方至观察室更换病员服后进行取卵，全麻患者开放静脉通道，男方等候区等候取精；

⊙ 手术当日不化妆、不涂口红、不戴首饰、不涂抹指甲油，不使用有气味的化妆品，不喷香水；

⊙ 男方在取卵日需取精，前一天应保证充足睡眠，避免影响精液质量；

⊙ 给予安慰，缓解紧张情绪，取卵如平时打针一样，可以耐受，无须过度紧张，避免引起不适感；

⊙ 进入手术室前 5 分钟排空膀胱。

30 取卵后的注意事项有哪些？

⊙ 不可按压腹部、剧烈运动，不可猛翻身或起身，防止卵巢扭转；遵医嘱按时用药，不可随意增减药量；

⊙ 饮食多样化，少量多餐，根据个体情况适量高蛋白饮食，如牛奶、鸡蛋、排骨、虾、牛肉、蔬菜、水果等防止卵巢过度刺激的发生，必要时准确记录 24 小时出入量；

⊙ 术后可有轻微腹痛及少量褐色分泌物属正常现象，注意有无腹痛、阴道出血及其他不适症状，及时告知医生、护士；如有阴道填纱者，需护士协助取出纱布；

⊙ 取卵当天，签署一代试管婴儿技术助孕夫妇，男方暂不离院，在术日下午会告知手术受精方式，如需补做二代试管技术，医生需找夫妻双方谈话，并缴纳二代试管婴儿费用；

⊙ 告知患者再次就诊时间，了解胚胎情况。

31 男方取精的注意事项有哪些？

⊙ 取精前保证您的充分睡眠、适当时间的"性饥饿"有助于取精顺畅淋漓。一般取精前可禁欲 3 ~ 7 天左右。

⊙ 取精日前一天，沐浴更换干净内衣裤，洗澡时注意重点清洗外阴、阴茎、包皮垢，特别是大便后要注意清洗。

⊙ 取精前先排尿，取精时先洗手，拧开取精杯的盖子，手不要触摸精杯内壁，尽量将精液全部留进精杯内，然后立即盖紧瓶盖，让精液在空气中暴露的时间最短。

32 取卵后多久可以移植？

具体结合本周期促排卵方案及女方身体状态，一般在取卵后第 3 天至第 5 天进行新鲜胚胎或囊胚移植。若患者取卵后病情不适合移植，则冻存胚胎，根据患者情况择期进行解冻胚胎移植。

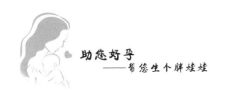
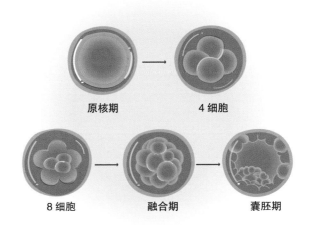

原核期　　　　4 细胞

8 细胞　　　　融合期　　　　囊胚期

33 取卵后，肚子感觉不舒服，是怎么回事呢？该怎样处理呢？

取卵后会有轻微的下腹不适，一般 2 ~ 3 天缓解或消失；如果取卵数量较多有可能发生卵巢过度刺激症状，如腹胀、恶心、呕吐、呼吸困难、尿少等，此时您需要尽快复诊。可以适当饮水、食用高蛋白食物，并避免剧烈活动，监测每日 24 小时总尿量（大于 1000 毫升），以帮助控制腹胀情况。

34 取完卵后需要住院几天？

一般在停药日安排住院留观，进行夜针注射。如仅取卵不移植且无不适的患者在取卵后 24 小时经医生允许即可出院。需要移植患者在移植后无不适经医生允许即可出院。有时根据患者情况也可以选择不住院。

35 移植手术痛吗?

移植手术一点都不痛的。移植是在腹部超声动态监视下进行的,在子宫内膜最厚的地方将胚胎从注射器推入宫腔的过程。为减少对子宫内膜的损伤,进入宫腔的移植管内管非常柔软。移植过程是轻柔的、无创无痛的。

36 移植前的注意事项有哪些?

⊙ 移植前物品准备:夫妻双方结婚证身份证原件,女方就诊卡(充值),门诊病历本;

⊙ 移植当天做 B 超;

⊙ 核对患者移植后黄体支持药物是否充足,药物使用剂量及方法是否清楚;

⊙ 身份审核:夫妻双方同时到场,证件审核,签署移植知情同意书,新鲜移植患者待实验室人员谈完胚胎情况后缴纳移植及相关费用,解冻移植患者直接缴纳移植费用;

⊙ 谈胚胎情况:夫妻双方同时到场(新鲜周期患者 8:30,解冻周期患者 10:10),实验室医生进行胚胎情况谈话并签署知情同意书;

⊙ 提前憋尿:提前 2 小时喝水,喝水量不可少于 2000 毫升,循序渐进喝水,一次不必过多,少量多次饮入;注意憋尿的程度不宜过多,更不可过少;

⊙ 预防宫缩药物准备:10:30 口服沙丁胺醇片或静脉推注阿托西班针;

⊙ 黄体支持放药准备:黄体酮针应在治疗室注射完毕,如为放置的黄体酮软胶囊或黄体酮缓释凝胶,带至手术室,术后由医生放入;回家后自己按时、按量放药直至到医院抽血化验检查是否妊娠;

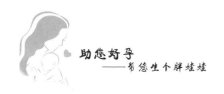
⊙ 实验室医生已谈话签字后，女方携门诊病历本、就诊卡、阴道放药、水、夫妻双方结婚证和身份证原件至观察室更衣，进入手术室，查看 B 超，等待手术；

⊙ 心理准备：保持轻松的心态，避免心理应激反应造成机体内平衡失调，影响胚胎着床。

37 移植后的注意事项有哪些？

⊙ 移植后可以小便，不影响胚胎着床，在观察室休息一个小时即可回家或安返病房，不影响正常活动；不必特意请假休息，也不必整日在家平躺，适量的活动有助于胚胎着床；

⊙ 遵医嘱按时服用药物，勿擅自停药、减药、改药；不吃辛辣刺激、凉性食物，均衡饮食，多吃蔬菜和高蛋白食物，新鲜周期取卵后移植患者可适当少量多餐高蛋白饮食，预防过度刺激发生；

⊙ 禁同房、避免剧烈运动，正常起居不必长期卧床，避免血栓形成；

⊙ 不熬夜，养成良好作息习惯；

⊙ 保持良好心态，心情放松，不要过分紧张和焦虑；

⊙ 不必在家频繁地检测尿 HCG 试条，避免引起情绪波动；

⊙ 按时到院抽血 HCG，这是诊断是否怀孕的"金标准"；

⊙ 如出现腹痛、阴道出血等不适症状随时电话咨询或到院就诊。

38 移植后立即排尿，放入子宫的胚胎会掉出来吗？

子宫通常是一个闭合的腔隙，放入的胚胎位于两层内膜之间，不会掉出的。移植术后可以立即排尿，憋尿时间太长会导致排尿困难，有时易引起尿路感染，反而影响胚胎着床。

39 移植后随访的内容有哪些？何时到院检查？

移植后 14 天验尿阳性、到医院抽血 HCG 确定妊娠者，继续开药保胎治疗。一般情况下移植后 30 天、37 天两次来医院，阴道 B 超检查了解宫内胚胎情况（有无孕囊、几个孕囊、有无胎芽及胎心、有无多胎），同时尽可能排除宫外孕，一旦发现三胎及三胎以上必须减胎。50 天 B 超正常后开始逐步减少黄体药物用量，70 天时进行 NT 检查后转至产前门诊进行围产期保健。

40 如果自己在家检测尿 HCG 试条阴性，还需要来医院检测吗？

因为尿 HCG 检测不如血 HCG 检测敏感，所以有可能出现假阴性或假阳性反应，导致患者错误判断。所以最好不要在家检测，如果出现假阴性结果，有的患者自己就停止了黄体支持，导致流产；同样的，如果出现假阳性结果，患者的情绪也会有很大的波动，这样大喜大悲对怀孕的精神影响也很大。所以一定要严格按照医生的要求来医院检查，也关系到后期的治疗方案。

41 移植失败后，我该怎么办？

移植后 14 天尿 HCG 检测阴性、抽血 HCG 检测未妊娠者，停黄体支持药。医生将为您制定下周期方案以及下次就诊时间。

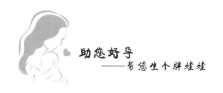
42 上次移植失败，再次进周期时还需要做什么检查吗？

如既往检查单未超过有效期限，仅需检查激素及 B 超情况即可。

43 移植成功后在怀孕初期经常会有咖啡色分泌物，这个严重吗？

在怀孕初期会有咖啡色分泌物不必担心，胚胎着床过程中刺破毛细血管也可能会有咖啡色分泌物经阴道流出；如果出现大量出血、剧烈腹痛等症状需及时复诊或就近看急诊。

44 单胎还是双胎什么时候可以知道？第 14 天的抽血结果可以判断吗？

一般在移植后 30 天 B 超结果可以获知妊娠胎数，验孕日抽血结果无法准确判断。

45 在怀孕初期频繁做 B 超检查，会不会对胎儿不利？

短暂的超声检查不会危害胎儿健康，验孕后 2 周时第一次 B 超监测是确认胎儿种植位置，胎数及胎心等是否正常。验孕后 7 周时第二次 B 超监测观察胚胎发育是否正常。

胚胎移植后妊娠反应重，天天吃什么吐什么，该怎么办？

如果呕吐较严重，有可能发生了妊娠剧吐综合征，需及时到医院检查，医生会根据你的情况使用止吐药、补液调节电解质平衡及补充营养等。

47 请问做试管婴儿的预产期是怎么计算的？

首先计算您的末次月经时间：一般认定胚胎移植日向前推17天或囊胚移植日向前推19天，为末次月经时间，从该时间算起40周后为您的预产期。如2016年10月29日移植，则末次月经时间为2016年10月12日，预产期为2017年7月19日（也可以由末次月经的月份减3或加9，日期加7计算得到）。

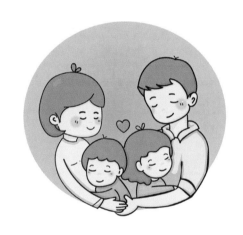

48 请问做试管婴儿成功怀孕后分娩时能不能自己生？是不是剖宫产更好？

试管婴儿不是剖宫产的适应证，单胎试管婴儿无病理产科情况可阴道试产。若双胎妊娠可放宽剖宫产指征。不是所有的试管婴儿孕妇均需要剖宫产分娩的。

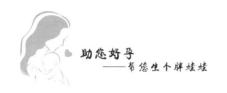
49 冷冻的胚胎能保存多长时间？如何续交胚胎保存费呢？

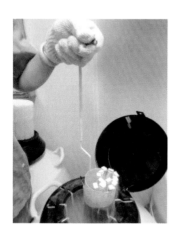

胚胎冷冻目前无时间期限。每年需缴纳保存费。如您不再需要胚胎保存，需要夫妻双方带齐双方的结婚证、身份证原件、复印件到医院办理相关的废弃胚胎手续。

50 为什么要留随访电话？会不会泄漏隐私？

短暂的超声检查不会危害胎儿健康，验孕后2周时第一次B超监测是确认胎儿种植位置，胎数及胎心等是否正常。验孕后7周时第二次B超监测观察胚胎发育是否正常。

根据国家卫生健康委员会的要求，开展辅助生殖技术单位要对所有进行辅助生殖助孕的夫妇妊娠结果进行随访统计，并按时上报辅助生殖技术数据库。试管婴儿安全性得到认可，是经过长期随访得出的结论，这项技术的发展离不开您的配合与支持。

我们坚守保护患者隐私的伦理原则及职业道德，只要您定期按照医嘱及时随访，将妊娠结果反馈给我们，我们不会给您打电话，更不会将您的电话泄露给任何人。有特殊情况需要和您联系时，我们的工作人员会第一时间联系患者本人，如更换电话号码请及时通知我们，以防打扰您的家人。

参考文献

［1］谢幸，苟文丽．妇产科学．［M］．8版．人民卫生出版社，2013.

［2］曹玲君，钱静．钱静教授诊治子宫内膜异位症合并不孕的策略［J］．现代中西医结合杂志，2019，28（06）：660-662.

［3］孟祥周．第三代试管婴儿－胚胎植入前遗传病诊断［J］．中国优生与遗传杂志，1999（02）：11.

［4］苏诗萌，郭帅帅，孙晓，等．胚胎植入前遗传学诊断／筛查的应用研究进展［J］．保健医学研究与实践，2019（01）：90-93.

［5］张晓莉，马涛．HCG注射日血清雌孕激素对试管婴儿妊娠结局的效果观察［J］．实用妇科内分泌杂志（电子版），2018，5（18）：117-118.

［6］胡泊，玛依热·吐尔逊，史敏，等．胚胎培养液和体外操作环境对IVF-ET妊娠率的影响［J］．新疆医科大学学报，2006（02）：112-114.

［7］陈峥屹，蒋励，沈浣．体外受精－胚胎移植的黄体期支持［J］．生殖医学杂志，2018，27（08）：718-724.

［8］姚学慧．256例女性不孕症患者病因回顾性分析［J］．现代诊断与治疗，2017（11）：131-132.

［9］韩逸清，韩临晓．试管婴儿代孕父母身份的法律问题探讨［J］．中国社区医师，2016，32（04）：193-194.

［10］孙赟．关于试管婴儿，您想知道的都在这［N］．健康报，2018-07-09（004）.

［11］孟祥周．第三代试管婴儿－胚胎植入前遗传病诊断［J］．中国优生与遗传杂志，1999（02）：11.

［12］张建梅．试管婴儿方案需要"私人订制"［N］．大众卫生报，2017-

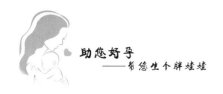

07-13（011）.

[13] 曾珣，李尚为．促排卵药物的机制及治疗选择［J］．实用妇产科杂志，2013，29（06）：401-403.

[14] 李萌．性激素检测在女性不孕症诊断中的价值分析［J］．中外医疗，2014，33（03）：176-177.

[15] 魏振玲．阴道B超在试管婴儿周期监测中的应用［J］．中国现代药物应用，2010，4（17）：25-27.

[16] 李爱斌．宫腔镜检查的价值及其在试管婴儿周期中的应用［A］．中华医学会妇产科学分会．中华医学会第一届全球华人妇产科学术大会暨第三次全国妇产科中青年医师学术会议论文汇编［C］．中华医学会妇产科学分会：中华医学会，2007：1.

[17] 滕依丽，余蓉，徐芝慧，等．IVF-ET促排卵中卵巢过度刺激综合征高危患者的干预策略［J］．温州医科大学学报，2019，49（01）：6-10.

[18] 石青青，王玢，刘景瑜，等．IVF长方案促排周期HCG扳机后E$_2$变化与临床结局分析［J］．中国妇幼健康研究，2017，28（12）：1692-1695.

[19] 沈险华．试管婴儿后14天血β-HCG值的临床意义［J］．中国妇幼保健，2018，33（20）：4721-4724.

[20] 全松，黄国宁，孙海翔，等．冷冻胚胎保存时限的中国专家共识［J］．生殖医学杂志，2018，27（10）：925-931.